Perumal Ponraj

Lipoproteína de baixa densidade na reprodução bovina

Perumal Ponraj

Lipoproteína de baixa densidade na reprodução bovina

Importância da lipoproteína de baixa densidade na preservação do sémen bovino

ScienciaScripts

Imprint
Any brand names and product names mentioned in this book are subject to trademark, brand or patent protection and are trademarks or registered trademarks of their respective holders. The use of brand names, product names, common names, trade names, product descriptions etc. even without a particular marking in this work is in no way to be construed to mean that such names may be regarded as unrestricted in respect of trademark and brand protection legislation and could thus be used by anyone.

Cover image: www.ingimage.com

This book is a translation from the original published under ISBN 978-620-2-19867-7.

Publisher:
Sciencia Scripts
is a trademark of
Dodo Books Indian Ocean Ltd. and OmniScriptum S.R.L publishing group

120 High Road, East Finchley, London, N2 9ED, United Kingdom
Str. Armeneasca 28/1, office 1, Chisinau MD-2012, Republic of Moldova, Europe
Printed at: see last page
ISBN: 978-620-8-05418-2

ÍNDICE

Dedicado

aos

meus queridos pais

PREFÁCIO

O Mithun (*Bos frontalis*), o "gado da montanha", é uma espécie bovina rara, semisselvagem, criada ao ar livre, presente nas zonas florestais das regiões montanhosas do Nordeste da Índia. Pensa-se que teve origem há mais de 8000 anos no gaur indiano selvagem (*Bos gauraus*) e que se encontra a uma altitude entre 300 e 3000 msl. O animal ocupa um lugar importante na vida social, cultural, religiosa e económica da população tribal, especialmente no estado de Arunachal Pradesh, Nagaland, Manipur e Mizoram. Estatísticas pecuárias recentes indicam que a população de Mithun está a diminuir gradualmente em alguns estados devido à falta de touros reprodutores adequados, ao aumento das práticas intensivas de consanguinidade, ao declínio da área florestal e à falta de uma gestão adequada da reprodução e da alimentação na região NEH. Por isso, são necessários maiores esforços de todos os quadrantes para preservar e conservar o precioso germoplasma, para melhorar o estatuto socioeconómico das regiões de criação de mithun. Neste livro, o efeito da lipoproteína de baixa densidade extraída da gema de ovo de galinha sobre os parâmetros de qualidade do sémen, os perfis bioquímicos e antioxidantes foram estudados em diferentes concentrações e em diferentes fases de criopreservação numa espécie bovina única da região NEH da Índia, o Mithun. O LDL a 8% revelou um efeito significativo nestes parâmetros de preservação do sémen. Além disso, melhorou os parâmetros de fertilidade in vitro e in vivo na espécie mithun. Este livro será muito útil para os cientistas da reprodução, os criadores e os agricultores das zonas de criação de mithun, para melhorar a vida socioeconómica dos proprietários de gado através do aumento do desempenho reprodutivo da espécie mithun.

P. Perumal

Capítulo 1

INTRODUÇÃO

O Mithun (*Bos frontalis*) é uma espécie bovina rara, semisselvagem, criada ao ar livre, presente na região montanhosa do Nordeste da Índia. Pensa-se que teve origem há mais de 8000 anos no gaur indiano selvagem (*Bos gaurus)* (Simoons, 1984). O animal ocupa um lugar importante na vida social, cultural, religiosa e económica da população tribal, especialmente nos estados de Arunachal Pradesh, Nagaland, Manipur e Mizoram. Constitui uma fonte potencial de carne deliciosa e pode também ser utilizado como animal de tração e de carga devido à sua segurança nas encostas íngremes do seu território de origem. O mithun é uma nova introdução no domínio da zootecnia científica, pelo que deve ser adoptada uma abordagem holística de todos os sectores da zootecnia e do programa veterinário para explorar o potencial de produção desta espécie. Dados estatísticos recentes indicam que a população de mithun está a diminuir gradualmente devido à falta de touros reprodutores adequados, ao aumento das práticas de consanguinidade intensiva, à diminuição da área de pastagem e à falta de uma gestão adequada da reprodução e da alimentação na região montanhosa do Nordeste (Livestock Census, 2007). Assim, são necessários maiores esforços de todos os quadrantes para preservar a população de mithuns, a fim de melhorar o estatuto socioeconómico desta região. Uma vez que os mithuns são animais semi-selvagens e não totalmente domesticados, a reprodução natural é praticada nesta espécie com limitações acompanhadas, como o custo e a transmissão de doenças. Assim, a utilização da inseminação artificial e da tecnologia de sémen congelado para melhorar o seu pedigree é extremamente essencial. Para este fim, a otimização do protocolo de criopreservação do sémen de touros mithun é importante para conservar a população de mithun na região NEH.

A taxa de conceção em sémen congelado - descongelado tem sido relatada como baixa em espécies bovinas (Waberski, 2007). O processo de criopreservação exerce um stress fisiológico, osmótico e bioquímico na membrana das células espermáticas e na estrutura dos espermatozóides, o que pode resultar em danos nos espermatozóides seguidos de uma diminuição da qualidade pós-descongelamento dos espermatozóides (Ozkavukcu *et al.* 2008). No entanto, o bom sémen congelável tem a capacidade de tolerar vários efeitos adversos durante o processo de congelação-descongelação, como o stress osmótico, o efeito de solução e a formação de grandes cristais de gelo (Ozkavukcu *et al.* 2008).

O facto de o sémen de um macho poder ser frequentemente classificado como congelável e não congelável implica que certas caraterísticas da estrutura da membrana, que podem ser geneticamente determinadas, predispõem à sobrevivência sob stress de criopreservação (Watson, 2000). Há casos em que certas amostras de sémen com boa motilidade pré-congelação numa espécie resultam, ainda assim, em fraca congelabilidade (Loyi, 2008; Gebreselassie, 2009; Gebreselassie *et al.* 2012). Diferenças na frequência de ejaculação ou nos tempos de trânsito epididimário e mistura de esperma no epidídimo fornecem um mecanismo potencial para a variabilidade nas respostas à temperatura subsequente, explicando por que os ejaculados dentro dos indivíduos podem variar em suas respostas à criopreservação (Watson, 1995). A motilidade espermática em geral e as caraterísticas do movimento do esperma em particular são alguns dos indicadores para prever a qualidade dos espermatozóides. Assim, a avaliação das caraterísticas do movimento dos espermatozóides pode fornecer informações valiosas sobre o porquê de certas amostras, apesar de conterem uma boa proporção de espermatozóides móveis progressivos no nível de pré-congelamento, são pouco congeláveis.

A gema de ovo de galinha (gema de ovo) tornou-se um componente comum amplamente utilizado em extensores para a criopreservação de sémen de diferentes espécies durante as últimas 6 décadas pelos centros de bancos de sémen congelado. Foi demonstrado que a gema de ovo ajuda a combater os danos causados pelo choque frio e melhora a capacidade de fertilização do esperma (Bogart e Mayer, 1950). A ação protetora do EY foi largamente atribuída à lipoproteína de baixa densidade (LDL) (Moussa *et al.* 2002). Apesar dos benefícios significativos do EY na criopreservação do sémen, tem muitos efeitos adversos na preservação do esperma devido à presença de lipoproteínas de alta densidade (HDL) e outros factores (Pace e Graham, 1974). O EY como fonte animal pode representar um risco microbiológico potencial, alterar a estrutura da cromatina do esperma, levando a uma viabilidade e fertilidade fracas (Akhter *et al.* 2008). Contém um elevado nível de iões de cálcio que induzem a reação prematura do acrossoma e a capacitação, conduzindo a uma fraca fertilidade do sémen (Watson e Martin, 1976). Além disso, o EY contém hormonas esteróides, especialmente progesterona e as suas moléculas precursoras, que induzem a capacitação prematura e a crioinjúria durante o armazenamento em estado líquido ou congelado. O efeito prejudicial do plasma seminal é atribuído em grande parte à proteína seminal bovina (BSP) que, em estado livre, induz o efluxo contínuo de colesterol e fosfolípidos da membrana do esperma, desestabilizando-a e predispondo-a para a crioinjúria (Therien *et al.* 1999). Vários componentes do EY interferem com ensaios bioquímicos laboratoriais e investigações metabólicas (Wall e Foote, 1999). O LDL protege a membrana do espermatozoide através do sequestro das proteínas BSP no plasma seminal, prevenindo assim a ligação das proteínas BSP na superfície do espermatozoide na ejaculação. Assim, o efluxo de colesterol e fosfolípidos da membrana do espermatozoide é minimizado, minimizando os danos na membrana e a crioinjúria (Nauc e Manjunath, 2000). Por outro lado, a LDL forma um revestimento que cobre a membrana do esperma e protege contra o choque frio e a crioinjúria dos espermatozóides. A LDL sozinha atenua a toxicidade do glicerol na criopreservação do sémen. Em vez do EY inteiro, o LDL extraído do EY melhorou a congelabilidade e a fertilidade em muitas espécies em diferentes concentrações, *nomeadamente* bovina (8% LDL: Hu *et al.* 2011; Amirat-Briand *et al.* 2010), ovina (8% LDL: Tonieto *et al.* 2010), bubalina (10% LDL: Akhter *et al.* 2011), canina (6% LDL: Bencharif *et al.* 2008) e suína 9% (Jiang *et al.* 2007).

O processo de congelação do sémen é um processo moroso, laborioso e economicamente dispendioso, que exige muitos factores de produção e a rejeição de lotes de sémen congelado devido a uma má qualidade/congelabilidade pós-descongelação, o que resulta no desperdício de todos os factores de produção. A congelabilidade do sémen varia entre espécies, raças e entre machos individuais dentro da mesma raça. Esta variação está relacionada com as caraterísticas biofísicas e bioquímicas das membranas dos espermatozóides, bem como com a composição do plasma seminal e do extensor de sémen, especialmente os crioprotectores e o protetor contra o choque frio. Podem existir muitos factores responsáveis pela fraca congelabilidade do sémen de touros mithun. Um deles pode ser a composição do extensor, especialmente os crioprotectores (glicerol)/protetor de choque frio (EY). A concentração de glicerol no protocolo de preservação do sêmen de mithun foi padronizada como 5% (Baruah *et al.* 2013), mas não havia informações sobre a inclusão de LDL de EY como protetor de choque frio para superar a baixa congelabilidade. Como o EY tem um efeito mais adverso do que o LDL na preservação do sémen, é necessário desenvolver um extensor de sémen à base de LDL para a preservação do sémen de mithun para manter/aumentar a congelabilidade e minimizar a taxa de rejeição dos ejaculados de sémen.

Foram efectuados alguns estudos preliminares, incluindo avaliações de rotina físico-morfológicas, funcionais e enzimáticas, para avaliar a qualidade a nível pré-congelamento e pós-descongelamento (Bhattacharya *et al.* 2009; Subodh Kumar e Bhattacharya, 2009; Karunakaran *et al.* 2007; Mondal *et al.* 2010). No entanto, não existe literatura que relacione os parâmetros acima referidos com ejaculados de sémen de mithun de boa e má qualidade, congeláveis e não congeláveis, nem com o desenvolvimento de um extensor adequado que contenha LDL em substituição do EY. Assim, à luz dos factos acima referidos, o presente trabalho de investigação foi concebido com os seguintes objectivos: estudar as caraterísticas físico-morfológicas em ejaculados de boa e má qualidade de um touro mithun e observar o efeito da lipoproteína de baixa densidade na qualidade do sémen pós-descongelamento.

Capítulo 2

REVISÃO DA LITERATURA

A congelabilidade (sobrevivência pós-descongelamento) do sémen criopreservado é conhecida por variar entre espécies, raças e entre machos individuais dentro da mesma raça. Esta variação está relacionada com as caraterísticas biofísicas e bioquímicas das membranas dos espermatozóides, com a composição do plasma seminal e com o extensor de sémen, especialmente o crioprotector e o absorvente de choque frio. A não congelabilidade do sémen é um dos principais problemas na conservação do sémen de mithun.

2.1 Literatura sobre Mithun

Num estudo preliminar, Bhattacharya *et al.* (2009), bem como Subodh Kumar e Bhattacharya (2009), relataram parâmetros seminais básicos, bem como alguns dos parâmetros bioquímicos básicos, ao comparar os dois métodos diferentes de colheita de sémen, ou seja, o método da vagina artificial (A.V.) e o método da massagem rectal em mithun. Verificaram que existia uma diferença significativa entre os dois métodos no que respeita aos parâmetros seminais, tais como pH, SGPT, colesterol, proteínas totais, glucose e LDH.

Bhattacharya *et al.* (2009) coletaram sêmen de mithuns pelo método A.V. com uma temperatura interna de 36 - 42° C. Eles relataram parâmetros seminais *viz.* volume e pH do sêmen como 3,1 ± 0,35 ml e 6,59 ± 0,04 e atividade de massa média (escala, 0 a 4), motilidade espermática inicial, contagem de espermatozóides vivos, concentração de espermatozóides, número total de espermatozóides no ejaculado e comprimento total do esperma foram 2.2 ± 0,3, 78,6 ± 2,6%, 80,7 ± 2,2%, 710,8 ± 66,8 x 10^6 /mL, 2114 ± 364,40 espermatozoides e 67,90 ± 0,6 µm, respetivamente. A proporção de espermatozoides morfologicamente normais foi de 80,60 ± 0,2%, enquanto a proporção com cabeça, peça intermediária, cauda e acrossoma morfologicamente anormais foi de 4,2 ± 0,4%, 1,6 ± 0,5%, 6,1 ± 1,1% e 7,1 ± 0,9%, respetivamente. Karunakaran *et al.* (2007) preservaram o sêmen de mithun de boa qualidade a 4° C usando diluente de gema de ovo tris por 72 h. A motilidade progressiva e a contagem de espermatozóides vivos foram encontradas em menos de 30% após 48 h de armazenamento. As anomalias da cabeça, da parte central, da cauda e totais aumentaram significativamente ao longo do tempo de armazenamento. Foi observado que a motilidade progressiva e a contagem de espermatozóides vivos permaneceram acima de 30% e 40%, respetivamente, até 36 h de armazenamento. Simultaneamente, a percentagem de espermatozóides morfologicamente anormais foi significativamente baixa até 36 horas de armazenamento.

Mondal *et al.* (2010) estudaram parâmetros seminais básicos e pós-descongelamento, como motilidade progressiva, anormalidades morfológicas, contagem de espermatozoides vivos, integridade do acrossoma, estabilidade da membrana e integridade do DNA. Verificou-se que a percentagem de motilidade progressiva, a contagem de espermatozóides vivos, as anomalias morfológicas, a integridade do acrossoma, a estabilidade da membrana e a integridade do ADN diminuíram com uma taxa de recuperação da motilidade de 74 ± 9%.

Perumal *et al.* (2013a) estudaram o efeito de diferentes concentrações de glutatião reduzido nos perfis seminais e bioquímicos do sémen de mithun conservado em armazenamento líquido. Os resultados revelaram que 10 mM era o mais adequado para a conservação do sémen de mithun em armazenamento líquido até 36 horas. Da mesma forma, o efeito de vários aditivos, tais como trealose (Perumal *et al.* 2013b), taurina (Perumal *et al.* 2013c), catalase (Perumal *et al.* 2013d), melatonina (Perumal *et al.* 2013e), cloridrato de cisteína (Perumal *et al.* 2014a), superóxido dismutase (Perumal, 2014b) e foram estudados sobre os caracteres seminais do sémen de mithun em armazenamento líquido em diferentes períodos de incubação.

Baruah *et al.* (2013) estudaram o efeito da concentração e do método de adição de glicerol sobre a qualidade dos espermatozóides criopreservados de mithun (*Bos frontalis*). Os resultados revelaram que o método de adição de dose única após o congelamento-descongelamento teve motilidade significativamente maior e espermatozóides vivos com acrossoma intacto e menos anormalidades morfológicas totais em 5% de glicerol do que 3, 4, 6 e 7% de glicerol. No método de adição de dose dividida, também o glicerol a 5% deu resultados significativamente melhores em comparação com o glicerol a 6% ou 7%. Além disso, em todas as concentrações de glicerol, observou-se uma melhor motilidade pós-congelamento-descongelamento e espermatozóides vivos com proporções de acrossoma intactas quando o glicerol foi adicionado em doses divididas em comparação com uma dose única. Em conclusão, o extensor de gema de ovo Tris com 5% de glicerol adicionado em doses divididas foi considerado o mais adequado para criopreservar o esperma de mithun.

Dhali *et al.* (2008) estudaram pela primeira vez a padronização da criopreservação do sémen de mithun e fizeram inseminação artificial, através da qual obtiveram vitelos mithun numa exploração semi-intensiva de mithun. As amostras de sémen foram colhidas através do método de massagem rectal e criopreservadas em nitrogénio líquido utilizando o diluente tris-ovo-glicerol. Foi observado que a motilidade progressiva diminuiu significativamente no sémen criopreservado em comparação com amostras frescas. As percentagens de espermatozóides vivos e de espermatozóides com acrossoma intacto também diminuíram significativamente no sémen criopreservado em comparação com as amostras frescas. Simultaneamente, verificou-se que a anomalia morfológica total era significativamente mais elevada nas amostras criopreservadas do que no sémen fresco. Um total de três vacas mithun foram inseminadas com o sémen criopreservado. Todas as vacas conceberam após a inseminação e deram à luz bezerros saudáveis. O estudo revelou que o sémen de mithun pode ser criopreservado de forma eficiente utilizando o diluente tris-gema de ovo-glicerol, que pode ser posteriormente utilizado para inseminação artificial.

Perumal e Rajkhowa (2013) estudaram o efeito de antioxidantes naturais à base de plantas, como o sumo de romã, em diferentes concentrações nos perfis seminais do sémen de mithun conservado em armazenamento líquido. Os resultados revelaram que o PJ 8 ml/100 ml foi o mais adequado para a conservação do sémen de mithun em armazenamento líquido em diferentes períodos de incubação.

2.2 Composição da gema de ovo

A gema de ovo de galinha seca é constituída por 63% de lípidos e 33% de proteínas. A gema de ovo fresca pode ser fraccionada em 78% de plasma e 22% de grânulos. Os grânulos contêm 16% de lipoproteínas de alta densidade (HDL), 4% de fosvitina e 2% de lipoproteínas de baixa densidade (LDL). No plasma da gema, o principal componente é a LDL (66%), seguida das livetinas (10%) (Anton, 2007a). A fosvitina é uma proteína altamente fosforilada com propriedades bactericidas e antioxidantes (Anton *et al.* 2006). As livetinas correspondem a proteínas séricas e são constituídas por albumina, α-2-glicoproteína e imunoglobulina Y (IgY) (Schade *et al.* 2007).

As lipoproteínas de baixa densidade têm a forma de uma esfera com um núcleo lipídico líquido, constituído por triglicéridos e ésteres de colesterol. Esta parte do núcleo está rodeada por uma camada de fosfolípidos. A apoproteína e algum colesterol são incorporados na camada de fosfolípidos (Anton, 2007b). É possível fracionar as lipoproteínas de baixa densidade numa população com maior e menor densidade (LDL1e LDL2, respetivamente) por ultracentrifugação (Martin *et al.* 1964).

As lipoproteínas de alta densidade eram anteriormente conhecidas como lipovitelina e associam-se às fosvitinas para formar os grânulos. São compostas por 75 a 80% de proteínas e 20 a 25% de lípidos, dos quais o último contém 65% de fosfolípidos, 30% de triglicéridos e 5% de colesterol (Anton, 2007c). Os fosfolípidos da gema de ovo inteira são constituídos por Cardiolipina, Fosfatidiletanolamina, Fosfatidilinositol, Fosfatidilserina, Fosfatidilcolina e Esfingomielina.

2.3 Mecanismo de proteção pelas lipoproteínas de baixa densidade da gema de ovo

É amplamente aceite que o agente protetor na gema de ovo é uma porção fosfolipídica da fração de lipoproteína de baixa densidade (Foulkes, 1977; Watson, 1976; Anton *et al.* 2006). Assim, existem vários mecanismos propostos para que a fração LDL diminua os danos nos espermatozóides durante o arrefecimento e a criopreservação. Uma possibilidade é que as LDLs, particularmente os fosfolipídios, se associam com a membrana do esperma e assim fornecem estabilização (Ricker *et al.*

2006). Outra possibilidade é que os fosfolípidos perdidos durante a criopreservação do esperma são substituídos por fosfolípidos da gema de ovo (Bergeron e Manjunath, 2006; Maldjian *et al.* 2005). No entanto, Quinn *et al.* (1980) e Ricker *et al.* (2006) não observaram que os fosfolípidos adicionados foram integrados na membrana do esperma. A hipótese mais recente é que as LDLs se ligam a proteínas BSP prejudiciais (Bergeron *et al.* 2004) que são responsáveis pelo efluxo de colesterol e fosfolípidos da membrana do esperma (Therien *et al.* 1999).

Bergeron e Manjunath (2006) afirmaram que qualquer extensor contendo fosfatos de colina é capaz de proteger o esperma durante o arrefecimento e a criopreservação. Embora haja evidências de que a fosfatidilcolina (componente da lecitina) na fração LDL é o componente protetor, parece que toda a lipoproteína é necessária para diminuir os danos (Vishwanath e Shannon, 2000). Isto é apoiado pelo facto de os lipossomas, vesículas preparadas artificialmente, feitas de dioleoilfosfatidilcolina, fosfatidilcolina, fosfatidilserina e combinações com colesterol não protegerem o esperma tão bem como a gema de ovo inteira (Vishwanath e Shannon, 2000).

2.4 Efeitos nocivos do EY na conservação do sémen

O processo de congelamento expõe os espermatozóides ao choque térmico, o que resulta em danos à membrana plasmática e acrossomal (Celeghini *et al.* 2007). Vários extensores foram testados na tentativa de limitar a lesão celular. A gema de ovo de galinha tornou-se um componente comum e amplamente utilizado em extensores para a criopreservação de sémen de diferentes espécies. A maioria dos extensores de sémen contém gema de ovo a um nível de 20% como fonte de lipoproteína para proteger as células espermáticas do choque frio e de outros danos (Andrabi *et al.* 2008). A grande variabilidade da composição da gema de ovo dificulta a análise dos efeitos benéficos de um determinado composto na criopreservação de esperma e é prejudicial para a viabilidade do esperma (Muller-Schlosser *et al.* 2001). Também altera a estrutura da cromatina do esperma (Gil *et al.* 2003), o que resulta numa fraca viabilidade pós-descongelamento. Além disso, os efeitos negativos da gema de ovo inteira na viabilidade e respiração do esperma foram atribuídos à ação da HDL, uma molécula maior presente nos grânulos (Pace e Graham, 1974). Além disso, a gema de ovo introduz um risco de contaminação microbiana, com a subsequente produção de endotoxinas capazes de danificar a capacidade de fertilização dos espermatozóides e deteriorar a sua qualidade (Akhter *et al.* 2008). Além disso, a utilização de gema de ovo em concentrações mais elevadas pode ter efeitos deletérios combinados com a toxicidade (atividade de aminoácido oxidase) de espermatozóides mortos, resultando numa menor qualidade dos espermatozóides pós-descongelamento (Andrabi *et al.* 2008).

O extensor à base de gema de ovo tem iões de cálcio mais elevados que podem ser responsáveis pelos danos acrossomais, especialmente quando armazenado abaixo de 30° C, devido à maior taxa de infusão de iões de cálcio. Na gema de ovo, alguns factores desconhecidos são relatados para desestabilizar a membrana plasmática do esperma e causar a capacitação prematura (Watson e Martin, 1976).

2.5 Efeitos benéficos do LDL na conservação do sémen

A substituição da gema de ovo por LDL, também beneficia a viabilidade do esperma pós-descongelamento, excluindo os componentes da gema de ovo (por exemplo, minerais e grânulos). Tonieto *et al.* (2010) relataram que a inclusão de LDL atenuou o efeito citotóxico do glicerol na preservação do sémen.

O HDL apoia a ação das proteínas do plasma seminal e o efluxo de colesterol e fosfolípidos (Therien *et al.* 1999). A composição química do extensor LDL é menos complexa do que a do extensor padrão de gema de ovo, o que poderia explicar o efeito protetor das lipoproteínas de baixa densidade, especialmente na membrana plasmática dos espermatozóides. A criopreservação é conhecida por afetar a organização lipídica e a composição química da membrana plasmática do espermatozoide (Amann e Pickett, 1987). Tem sido assumido que o LDL reduz direta ou indiretamente estas modificações da membrana do esperma (Bergeron *et al.* 2004). Manjunath *et al.* (2002) explicaram que o principal mecanismo pelo qual o LDL protege os espermatozóides é através do sequestro de proteínas BSP no plasma seminal. As principais proteínas do plasma seminal de touro (proteínas BSP: BSP-A1/A2, BSPA3 e BSP-30-kDa) ligam-se à superfície do esperma na ejaculação e estimulam o efluxo de colesterol e fosfolípidos da membrana do esperma. Como o LDL interage especificamente com as proteínas BSP (Bergeron *et al.* 2004), isso diminuiria a ligação das principais proteínas do plasma seminal bovino ao esperma e impediria o efluxo de lipídios da membrana espermática, o que poderia explicar seu efeito benéfico.

O extensor contendo LDL protege os espermatozóides de duas maneiras. Primeiro, a associação de LDL (fração de lipoproteína de baixa densidade) com proteínas BSP protege o esperma, impedindo a ligação de BSP na superfície dos espermatozóides intrinsecamente. Em segundo lugar, o lípido da LDP pode associar-se à membrana do esperma e preservar a integridade da membrana plasmática durante a preservação do esperma. O LDP tinha uma capacidade muito elevada de ligação à proteína BSP e a ligação era rápida, específica e estável mesmo após a congelação-descongelação do sémen. Foi demonstrado que depois de congelado e descongelado, o sémen diluído com extensor contendo gema de ovo continha quase 80% menos proteínas BSP do que o esperma de ejaculados frescos (Nauc e Manjunath, 2000). A gema de ovo - LDP foi o único componente da gema de ovo que se liga especificamente com as proteínas BSP, assim, o sequestro de proteínas BSP por LDP pode representar o principal mecanismo de proteção do esperma pela gema de ovo (Manjunath *et al.*2002). Além disso, Manjunath *et al.* (2002) sugeriram que o papel benéfico da LDP não se limita à ligação direta da LDL à membrana plasmática do esperma, mas pode envolver uma interação entre as proteínas BSP, a LDP e a membrana do esperma. Assim, a LDL pode oferecer proteção aos espermatozóides, reduzindo o efeito deletério das proteínas do plasma seminal nas membranas dos espermatozóides.

A LDL é composta por cerca de 87% de lípidos e 12% de proteínas. Tem uma forma esférica com um diâmetro médio de cerca de 35 nm (Anton *et al.* 2003), que se baseia num núcleo de triglicéridos rodeado por uma película de proteínas e fosfolípidos (Cook e Martin, 1969). Durante o congelamento, a LDL é rompida e o fosfolípido é libertado para o meio, o que poderia formar uma película protetora na superfície das membranas dos espermatozóides (Cookson *et al.* 1984). Hu *et al.* (2006) demonstraram que a LDL é responsável pelo processo de gelificação na congelação-descongelação. O primeiro passo da gelificação é o rompimento da estrutura da LDL e este rompimento favorece a desidratação dos espermatozóides causada pelo processo de congelamento-descongelamento. Bergeron *et al.* (2004) sugeriram que a LDL poderia aderir às membranas celulares durante o processo de congelamento-descongelamento e preservar a integridade da membrana do esperma.

Além disso, é claro que a diluição do sémen para baixo número de espermatozóides/dose resulta em uma redução dependente do touro na viabilidade pós-descongelamento de espermatozóides bovinos. É possível que componentes essenciais do plasma seminal estejam faltando nas maiores taxas de diluição e no processo de congelamento (Garner *et al.* 2001). As adições de LDL fornecem alguma proteção compensatória contra os efeitos prejudiciais da diluição e congelação.

2.6 Preparação de extensores clarificados e de lipoproteínas de baixa densidade

A preparação de extensores clarificados é semelhante à dos extensores convencionais de gema de ovo, exceto que as partículas maiores de gema de ovo são removidas. A gema de ovo é centrifugada a 600 × *g* durante 10 minutos e apenas o sobrenadante é utilizado para preparar o extensor de congelação (Vidament *et al.* 2000); ou o extensor Tris-glicerol contendo 20% de gema de ovo é centrifugado a 50.000 × *g* durante duas horas e o sobrenadante é utilizado para criopreservação (Wall e Foote, 1999).

A preparação de extensores de LDL envolve a extração da fração de baixa densidade da gema de ovo. Isto pode ser conseguido por vários métodos diferentes que têm em comum a separação dos componentes da gema por centrifugação. O método mais recente foi descrito por Moussa *et al.* (2002) e envolve basicamente quatro etapas: 1) a separação dos grânulos de gema do plasma vitelino. Os grânulos são solúveis em cloreto de sódio (De Meulenaer e Huyghebaert, 2010) e são removidos após a centrifugação como pellet (Moussa *et al.* 2002). 2) A precipitação crucial das livetinas no plasma da gema de ovo restante, que pode ser obtida com sulfato de amónio (Moussa *et al.* 2002). As livetinas são removidas após centrifugação como pellet. 3) A diálise do sobrenadante restante (lipoproteínas de baixa densidade) contra água destilada para remover o sulfato de amónio e finalizar a purificação

(Moussa *et al.* 2002). 4) A centrifugação do dialisado para recolher a fração LDL como camada superior flutuante (Moussa *et al.* 2002). Após esta extração faseada, o extensor de LDL é preparado com os componentes básicos dos extensores convencionais de gema de ovo. O extensor para sémen bovino difere por conter 8% (w/v) de LDL em base de matéria seca em vez de 20% (v/v) de gema de ovo inteira (Moussa *et al.* 2002).

2.7 Caraterísticas físico-morfológicas

2.7.1 Volume do sémen

Em condições normais de reprodução, o volume de sémen dos touros não se altera muito. O volume do sémen pode ser influenciado por vários factores, como o peso corporal/tamanho do escroto, a idade, a estimulação pré-coital e a frequência da colheita de sémen. Nos murganhos, foi referido que o volume médio de sémen através do método de massagem rectal era de 0,60 ± 0,01 ml (Karunakaran *et al.* 2007), 0,77 ± 0,08 ml (Bhattacharyya *et al.* 2006) e através do método de vagina artificial era de 3,10÷ 0,35 ml (Bhattacharyya *et al.* 2009), 4,50 ± 0,20 (Mondal *et al.* 2010) e 3,12 ± 0,35 ml (Subodh Kumar e Bhattacharyya, 2009). Mas no touro, o volume de sémen varia de 1-15ml com uma média de 4ml (Roberts, 1982).

2.7.2 pH

A concentração de iões de hidrogénio no sémen de bovino é um critério importante de avaliação e a maioria das amostras de sémen situa-se no lado ácido. O pH do sémen depende do grau de atividade metabólica, da disponibilidade de substratos de hidratos de carbono e da capacidade de tamponamento do meio. A variação do pH do sémen depende da concentração e da atividade dos espermatozóides (Tomar, 1984).

Em mithun, foi relatado que a concentração de iões de hidrogénio do sémen recolhido através do método de massagem rectal foi de 6,8 ± 0,03 (Karunakaran *et al.* 2007), 7,20 ± 0,09 (Bhattacharyya *et al.* 2006) e através do método de vagina artificial foi de 6,59 ± 0,04 (Bhattacharyya *et al.* 2009).

2.7.3 Motilidade de massa

A atividade de massa do sémen é um dos parâmetros mais comuns utilizados para avaliar a qualidade do sémen devido à sua simplicidade (Mishra e Tyagi, 2006). No entanto, de acordo com Salisbury *et al.* (1978), a motilidade do sémen fresco não prevê nem a fertilidade nem a congelabilidade das células espermáticas, embora Kjaestad *et al.* (1993) tenham observado relações significativas entre a motilidade e a fertilidade no campo.

Em mithun, foi relatado que a atividade média de massa do sémen através do método de massagem rectal foi de 3+ a 4+ (Karunakaran *et al.* 2007), 1,90 ± 0,13 (Bhattacharyya *et al.* 2006) e através do método de vagina artificial foi de 2,20 ± 0,3, (Bhattacharyya *et al.* 2009), 4,30 ± 0,20 (Mondal *et al.* 2010), 1,67 ± 0,33 (Subodh Kumar e Bhattacharyya, 2009).

A atividade de massa pode, portanto, ser usada como um parâmetro para categorizar o sémen congelável e não congelável. Está significativamente e positivamente correlacionada com a concentração de esperma, motilidade inicial e percentagem de esperma vivo (Patel *et al.* 1986). A variação na motilidade de massa também pode ser influenciada pela estação do ano (Tomar *et al.* 1985).

2.7.4Motilidade individual

Os espermatozóides de mamíferos desenvolvem a capacidade de motilidade durante o seu trânsito epididimário. Os espermatozóides tornam-se essencialmente maduros quando atingem a cauda do epidídimo, na medida em que atingem a capacidade de motilidade e a capacidade de fertilização dos óvulos (Bedford, 1975). A maturação dos espermatozóides durante o trânsito epididimário envolve alterações físico-bioquímicas e morfológicas que resultam em mudanças cito-fisiológicas para atingir a capacidade de motilidade e habilidade de fertilização (Orgebin - Crist *et al.* 1976). A motilidade individual depende de factores como a idade do touro (Javed *et al.* 2000), a temperatura, a frequência e a excitação sexual antes da ejaculação (Mishra *et al.* 1994).

A porcentagem de motilidade individual relatada em touros cruzados foi de 83.60 ±13 (Singh *et al.* 1992). Mohanty (1999) verificou que a motilidade inicial média no sémen de animais com boa congelação (70,90 ± 0,98 %) era melhor do que a do grupo com má congelação (60,80 ± 0,06%).

Noutros relatórios, a motilidade individual de touros cruzados registada foi de 63,13 ± 6,29 (Srivastava, 2000) e 75,5 ± 0,84 para ejaculados de sémen congelável e 52,7 ± 2,25 por cento para ejaculados de sémen não congelável (Loyi, 2008), enquanto que em búfalos foi de 75,33 ± 1,36% (Mayuri, 2006). Gebreselassie (2009) recodificou a motilidade individual em 79,67 ± 1,34% e 51,11 ± 1,73%, respetivamente em boa e má qualidade, o que difere significativamente.

Em mithun, foi relatado que a motilidade individual do esperma através do método de massagem retal foi de 75,30 ± 3,50 (Karunakaran *et al.* 2007), 67,74 ± 2,44 (Bhattacharyya *et al.* 2006) e através do método de vagina artificial foi de 78,60 ± 2,60, (Bhattacharyya *et al.* 2009), 82% (Mondal *et al.* 2010) e 55,00 ± 8,83 (Subodh Kumar e Bhattacharyya, 2009).

A preservabilidade do sémen é influenciada principalmente pela motilidade inicial do esperma (Saxena e Tripathi, 1979). Dhanju *et al.* (2006) relataram uma correlação significativa entre a motilidade do esperma e a congelabilidade.

2.7.5Concentração de esperma

Em mithun, foi relatado que a concentração de esperma ($x10^6$/ml) através do método de massagem rectal foi 425 ± 48 (Karunakaran *et al.* 2007), 507,74 ± 65,72 (Bhattacharyya *et al.* 2006) e através do método da vagina artificial foram 710,80 ± 66,80, (Bhattacharyya *et al.* 2009), 669 ± 60 (Mondal *et al.* 2010), 710,83 ± 97,80 (Subodh Kumar e Bhattacharyya, 2009).

2.7.6Motilidade pós-descongelação

A avaliação precisa da percentagem de espermatozóides móveis pós-descongelamento é de grande importância para a avaliação da qualidade do sémen congelado. É o principal critério para avaliar a congelabilidade do sémen (Sagdeo *et al.* 1990). O sémen com maior motilidade inicial tem maior motilidade pós-descongelamento (Mohanty, 1999). O sémen de touros de raça pura apresentou melhor motilidade pós-descongelamento do que o sémen de touros de raça cruzada. A motilidade pós-descongelamento do sémen de touros de várias raças de bovinos, referida por vários autores, varia entre 19,17 % (Prasad, 1997) e 53 % (Mohanty, 1999). Loyi (2008) registou uma motilidade pós-descongelamento média de 55,83 ± 8,28% em touros cruzados. Em búfalos, foi relatada como 42,29 ± 1,12 (Mayuri, 2006).

A motilidade pós-descongelamento dos espermatozóides foi significativamente maior no sêmen tratado com LDL do que no controle com gema de ovo em diferentes espécies viz. bovino (8% LDL: 55,8 ± 12,8 vs. 41,4 ± 15,2 por Huet *al.* 2011), (53,0 ± 4,6 vs. 46,4 ± 4,5 por Vera-Munoz *et al.* 2009, (58,3 ± 16.7 vs. 46,0 ± 18,2 por Amirat - Briand *et al.* 2010), ovinos (8% LDL: (43,5 ± 2,1 vs. 31,2 ± 2,1 por Tonieto *et al.* 2010), bubalinos (10% LDL: (62 vs. 48 por Akhter *et al.* 2011), caninos (6% LDL: 55,25 vs. 27,50 por Bencharif *et al.* 2008) e suínos (9% por Jiang *et al.* 2007).

2.7.7Percentagem de vivos e mortos

A estimativa da percentagem de espermatozóides vivos numa amostra de sémen tem uma correlação direta e positiva com a fertilidade de um touro. Os espermatozóides vivos e mortos podem ser diferenciados pela sua reação a certos corantes; espermatozóides mortos e não móveis são corados pelo corante vital e espermatozóides vivos e móveis não são corados. A eosina é o corante celular essencial utilizado, enquanto a nigrosina fornece um fundo escuro para que a observação dos espermatozóides corados e não corados possa ser feita facilmente. Todos os espermatozóides, mesmo que parcialmente corados, são considerados mortos.

Vários trabalhadores relataram uma percentagem de espermatozóides vivos de 79 ± 2 em sémen fresco (Branton *et al.* 1951) e 70 ± 2 e 85 ± 2 em amostras congeláveis (Gopal Krishna e Rao, 1978) em touros cruzados e 78,32 ± 1,36 % para amostras congeláveis e 72,15 ± 2,18 para amostras não congeláveis por Loyi (2008). Em búfalos, foi de 82,45 ± 1,05% na fase de pré-congelamento e 48,04 ± 1,50 na fase de pós-congelamento (Mayuri, 2006). Gebreselassie (2009) recodificou a percentagem de vivacidade de 82,57 ± 1,33% e 56,78 ± 1,71%, respetivamente em sémen de boa e má qualidade e foi significativamente diferente. A viabilidade do esperma foi significativamente maior no sémen tratado com LDL do que no controlo em búfalos (10% LDL: (82 vs. 65% por Akhter *et al.* 2011).

Em mithun, foi relatado que a porcentagem de viabilidade espermática através do método de massagem retal foi de 80,6 ± 4,1 (Karunakaran *et al.* 2007), 68,53 ± 1,85 (Bhattacharyya *et al.* 2006) através do método de vagina artificial foi de 80,7 ± 2,2, (Bhattacharyya *et al.* 2009), 98 ± 9 (Mondai *et al.* 2010) e 71,73 ± 3,45 (Subodh Kumar e Bhattacharyya, 2009).

2.7.8Anomalia total dos espermatozóides

Em mithun, foi relatado que a porcentagem de anormalidade total de espermatozóides através do método de massagem retal foi de 5,7 ± 0,2 (Karunakaran *et al.* 2007) e através do método de vagina artificial foi de 4,8 ± 0,6 (Mondal *et al.* 2010).

2.7.9Teste de edema hipo-osmótico (HOST)

A importância da integridade da membrana do espermatozoide é inquestionável, não só para o metabolismo do espermatozoide, mas também para mudanças desejáveis nas propriedades necessárias para a união bem-sucedida de gametas masculinos e femininos. Portanto, a avaliação da função da membrana pode ser um indicador útil para determinar a capacidade de fertilização dos espermatozóides (Jeyendran *et al.* 1984). Eles relataram uma correlação positiva entre motilidade e espermatozóides de swellon com a fertilidade masculina num estudo *in vitro*. No entanto, Chan *et al.* (1992) relataram uma correlação insignificante entre o inchaço dos espermatozóides e a capacidade de fertilização *in vitro*. O HOST se correlaciona bem com a capacidade dos espermatozóides de penetrar em oócitos de hamster desnudados e apresenta uma alta correlação com a capacidade dos espermatozóides de fertilizar o óvulo *in vitro* (Avery *et al.* 1988). Agarwal (1997), Perumal *et al.* (2011a) relataram uma correlação positiva significativa de HOST com atividade de massa, motilidade espermática progressiva inicial, viabilidade, acrossoma intacto total e concentração de esperma. O esperma HOST positivo também tem uma relação positiva com a fertilidade e a capacidade de congelamento. O HOST, juntamente com exames microscópicos e bioquímicos, poderia ser um teste melhor para avaliar a congelabilidade do sêmen (Kumar, 2005). A resposta HOS no sêmen fresco e congelado de um touro cruzado foi relatada como 74,4 ± 0,80 e 47,8 ± 0,97, respetivamente, indicando 60 por cento de redução na resposta positiva HOS após a criopreservação.

Gebreselassie (2009) recodificou a percentagem de espermatozóides HOS positivos 73,13 ± 1,50% e 54,56 ± 1,99% em sémen de boa e má qualidade, respetivamente, e a diferença foi significativa entre os dois tipos de ejaculados. Em búfalos, foi de 72,12 ± 1,21% no pré-congelamento e 40,66 ± 1,56 na fase pós-descongelamento (Mayuri, 2006).

A percentagem de espermatozóides responsivos a HOST foi significativamente maior no sémen tratado com LDL do que no controlo em diferentes espécies viz. bovino (8% LDL: (52 vs. 38 por Hu *et al.* 2010, (41,4 ± 7,3 vs. 34,1 ± 10,7 por Vera - Munoz *et al.* 2009, (41,8 vs. 42,5 por Amirat - Briand *et al.* 2010), ovino (8% LDL: 24,9 ±1,8 vs. 16,4 ± 2,6 por Tonieto *et al.*2010), bubalinos (10% LDL: (62 vs. 48 por Akhter *et al.* 2011), caninos (6% LDL: 56,2 vs. 46,2 por Bencharif *et al.* 2008) e suínos (9% LDL: 49 vs. 28 por Jiang *et al.* 2007).

2.7.10 Fragmentação do ADN

Espermatozóides com defeitos não-compensáveis, como distribuição anormal de DNA, têm sido associados com desenvolvimento zigótico, embrionário e ou fetal impróprio (Saacke et al. 1998). Como o DNA do espermatozoide é condensado e organizado de forma única, qualquer anormalidade associada ao DNA, ao empacotamento da cromatina ou à matriz nuclear do espermatozoide deve ser refletida por uma mudança na forma nuclear do espermatozoide. A avaliação da distribuição do DNA espermático deve ser útil para avaliar a fertilidade masculina.

Os espermatozóides danificados no ADN (independentemente do grau de dano) têm a capacidade de fertilizar o ovócito, mas o desenvolvimento embrionário está muito relacionado com o grau de dano no ADN. No entanto, o oócito tem a capacidade de reparar os danos no ADN dos espermatozóides quando estes estão danificados em menos de 8%. Danos superiores a este nível resultarão numa baixa taxa de desenvolvimento embrionário e numa elevada perda de gravidez precoce (Ahmadi, 1999).

Muitos dos agentes tóxicos reprodutivos foram estudados para exibir especificidade do tipo de célula, resultando em aumento da fragmentação do DNA no esperma epididimal ou ejaculado. Assim, parece que existem vários mecanismos que resultam em quebra de fita de DNA em espermatozóides maduros. Um dos principais agentes de danos ao DNA que recebe muita atenção da pesquisa são as espécies reativas de oxigênio (ROS) (Henkel *et al.* 2003).

Henkel *et al.* (2004) não mostraram qualquer correlação com as taxas de fertilização, gravidez, integridade do ADN ou fragmentação do ADN utilizando marcadores precoces de apoptose (ligação à Anexina V e expressão de Fas). Uma vez que existe uma relação clara entre uma elevada fragmentação do ADN e taxas de gravidez mais baixas, parece possível que os danos no ADN se devam às ERO.

Os metabolitos nocivos dos hidrocarbonetos aromáticos policíclicos presentes no ar poluído são desintoxicados pela glutationa s-transferase e os homens que não possuem o gene para a enzima glutationa s-transferase seriam mais susceptíveis aos efeitos da poluição atmosférica, resultando em danos no ADN do esperma (Evenson e Wixon, 2006).

O menor dano ao DNA foi observado após a suplementação do meio de descongelamento com GSH, sugerindo que a geração de ROS e o equilíbrio redox são os fatores mais importantes responsáveis pela interrupção da condensação e estabilidade da cromatina do esperma após a criopreservação (Gadea *et al.* 2007). Sabe-se que os radicais livres estão envolvidos na peroxidação lipídica, bem como nos danos ao DNA e à membrana do esperma, que podem levar à diminuição da motilidade do esperma ou à morte celular (Uysal *et al.* 2007).

A criopreservação causou uma diminuição significativa mas baixa (3,8%) na percentagem de ADN na cabeça do cometa e um aumento (5,3%) no comprimento da cauda. Isso indica que, além da motilidade e viabilidade, baixos níveis de fragmentação de DNA após a criopreservação é uma caraterística dos espermatozóides de touro e pode ser uma parte da notável crioresistência dos espermatozóides de touro (Slowihska *et al.* 2008).

2.7.11 Integridade do acrossoma

A integridade do acrossoma dos espermatozóides de mamíferos é um pré-requisito para a capacitação, a reação normal do acrossoma e a fertilização bem sucedida *in vivo* (Hatree e Srivastava, 1965). O acrossoma contém um número de enzimas hidrolíticas e várias hidrolases ácidas. As enzimas localizadas no acrossoma determinam a capacidade de penetração e fertilização do espermatozoide. O acrossoma pode ser separado da cabeça do espermatozoide sob a influência de diferentes factores físicos e químicos (Hatree e Srivastava, 1965). A fertilidade óptima depende de o acrossoma estar estrutural e funcionalmente intacto. Saacke *et al.* (1998) relataram uma relação positiva significativa entre a percentagem de acrossoma intacto e a taxa de não retorno.

Foram utilizadas colorações como a Eosina - azul e verde rápido para avaliar as caraterísticas do acrossoma. Atualmente, estão a ser substituídas por testes fluorescentes. A coloração mais comummente usada para detetar danos no acrossoma, baseada na intensidade da coloração e no contraste do fundo, é a coloração de giemsa (Watson, 1975) ou lectinas fluorsceinadas (Batova *et al.* 1993). A percentagem de acrossomas intactos é determinada pela coloração dos espermatozóides com diferentes corantes.

As correlações significativas entre a percentagem de espermatozóides com acrossomas normais e intactos e a percentagem de espermatozóides progressivamente móveis não foram inesperadas, uma vez que a perda do conteúdo acrossomal nas condições de incubação utilizadas não seria provavelmente indicativa de morte celular (Garner *et al.* 1986).

Existem vários ensaios laboratoriais que estão a ser utilizados por rotina para a avaliação da reação e integridade acrossomal. O FITC-PSA pode ser um método útil para avaliar o estado acrossómico dos espermatozóides em suspensão. Esta técnica é o único método descrito pelo qual o estado acrossomal de espermatozóides não fixados pode ser avaliado. Por ser simples e fiável, esta técnica de marcação acrossomal deve ter amplas aplicações práticas, como a avaliação da qualidade do esperma para criopreservação ou inseminação artificial.

Agarwal (1997) encontrou a porcentagem média de acrossoma intacto em espermatozóides de touro congelados - descongelados (61,20 ± 1,44). Perumal *et al.* (2011b) relataram 69,40% de acrossoma intacto pós-descongelamento em espermatozóides de touros mestiços e observaram que a porcentagem de integridade acrossomal foi positivamente correlacionada com a motilidade pré-congelamento e pós-descongelamento. Prasad (1997) e Srivastava (2000) registaram uma correlação positiva da integridade acrossomal com a vivacidade e motilidade pós-descongelamento. A percentagem de acrossomas intactos foi significativamente mais elevada no sémen de boa qualidade do que no sémen de má qualidade. Uma correlação significativamente positiva entre acrossoma intacto, motilidade e espermatozóides vivos também foi observada (Agarwal, 1997). Gebreselassie (2009) registou que a percentagem de acrossoma intacto do esperma de touros cruzados foi de 79,43 ± 1,10% e 64,17 ± 1,42% em sémen de boa e má qualidade, respetivamente, e foi significativa entre duas qualidades de ejaculados.

A percentagem de espermatozóides acrossomais intactos foi significativamente maior no sémen tratado com LDL do que no controlo em diferentes espécies viz. bovino (8% LDL: (68 vs. 40 por Hu *et al.* 2010), ovino (8% LDL: (49,2 ± 3,5 vs. 38,5 ± 3,4 por Tonieto *et al.* 2010), canino (6% LDL: 81,3 vs. 56,6 por Bencharif *et al.* 2008) e suíno (6% LDL: (49 vs. 42 por Jiang *et al.* 2007).

2.8 Análise de esperma assistida por computador (CASA)

Foram feitas tentativas para desenvolver outras técnicas para medir a motilidade dos espermatozóides para evitar o inevitável viés humano. Os métodos usados para estimar as velocidades dos espermatozóides têm variado de técnicas muito simples, tais como fotomicrografia de tempo de exposição ou exposição múltipla, até as técnicas muito sofisticadas de análise de espermatozóides assistida por computador (CASA) (revisto por Mortimer, 1997). Descobertas recentes sugerem que não é apenas a proporção de espermatozóides móveis que é de grande importância. A medição objetiva e quantitativa de outras caraterísticas de movimento do esperma derivadas de observações de células individuais, avaliadas por CASA, foram consideradas mais preditivas da fertilidade potencial de uma amostra (Mortimer, 1994). No caso do bovino, parâmetros específicos de movimento têm sido relatados como relacionados à fertilidade (Budworth *et al.* 1988; Farrell *et al.* 1998). Além do uso de técnicas computadorizadas para prever a fertilidade do sémen, a CASA fornece uma ferramenta útil para estudar os efeitos de vários procedimentos *in vitro* sobre a motilidade dos espermatozóides, bem como os meios para estudar o fenómeno da hiperactivação dos espermatozóides.

A análise de sémen assistida por computador (CASA), uma ferramenta usada para fornecer dados quantitativos sobre a motilidade dos espermatozóides, fornece informações cinemáticas mais objectivas e detalhadas sobre os espermatozóides do que os métodos tradicionais (ESHRE Andrology Special Interest Group, 1998). Há ampla evidência para indicar que os parâmetros CASA podem ser usados para prever a fertilidade (Macleod e Irvine, 1995). A velocidade e motilidade do esperma estão entre os parâmetros mais importantes da qualidade do sémen, porque eles estão correlacionados com a fertilidade (Aitkin, 1990).

A CASA pode ser usada como uma ferramenta preditiva para fertilidade em espermatozóides humanos pós-descongelamento. As principais variáveis incluídas para a fertilidade do sémen nos parâmetros CASA são ALH e VAP (Macleod e Irvin, 1995). ALH continua a ser um parâmetro muito útil porque reflecte a amplitude da onda flagelar proximal (ESHRE Andrology Special Interest Group, 1996).

As taxas de fertilização estão relacionadas com ALH, VCL, VSL, e movimento rápido do esperma, com motilidade (rápida) e VCL sendo os 2 parâmetros mais importantes (Hirano *et al.* 2001). Motilidade, LIN, velocidade curvilínea, e velocidade média do caminho, mas não VSL, podem servir como indicadores prognósticos para o potencial de fertilização do esperma (Joshi *et al.* 1996). Existe uma forte correlação entre morfologia, VCL, VSL, ALH, e motilidade, mas não LIN (Stachecki *et al.* 1993). Em humanos, um VCL maior que 25 mm/s foi relatado como o parâmetro CASA mais significativo e independente para a previsão do potencial de fertilidade masculina (Larsen *et al.* 2000).

Vários tipos de caraterísticas de movimento foram relatados em muitas espécies incluindo bovinos (Anzar *et al.* 1991; Budworth *et al.* 1987), equinos (Jasco *et al.* 1988) e caninos (Ellington *et al.* 1993) usando o sistema CASA. Um alto coeficiente de correlação entre a motilidade ou velocidade dos espermatozóides de touros e o índice de fertilidade competitiva foi relatado por Budworth *et al.* (1987). Correlações positivas significativas entre HOST, MOT, VSL, VCL, ALH e VAP indicaram a dependência da cinemática do esperma na integridade da membrana plasmática (Mandal *et al.* 2003). A VSL dos espermatozóides tem sido correlacionada com as taxas de fertilização, e diferenças entre a VSL dos espermatozóides de machos férteis e subférteis tem sido relatadas (Leidel *et al.* 1993; Liu *et al.* 1991; Wainer *et al.* 1996). A VSL do espermatozoide é uma indicação do movimento flagelar do espermatozoide e do impulso. Estas caraterísticas de movimento do espermatozoide demonstraram ser importantes na penetração da zona pelúcida (Katz *et al.* 1989) e no transporte através do muco oviductal (Suarez *et al.* 1992).

A motilidade hiperactiva dos espermatozóides de mamíferos é considerada importante para penetrar na zona pelúcida dos oócitos (Yanagimachi, 1994) e tem sido proposta para avaliar a qualidade do sémen, particularmente nos homens (Burkman, 1990; Mortimer, 1997; Kay e Robertson, 1998). CASA requer valores limiares para diferenciar entre espermatozóides não hiperactivos e hiperactivos. Os valores reportados para espermatozóides humanos (Mortimer e Swan, 1995; Mortimer, 1997), de carneiro (Mortimer e Maxwell, 1999) e de rato (Cancel *et al.* 2000) são diferentes e reflectem os padrões específicos de cada espécie nos movimentos dos espermatozóides. No entanto, os parâmetros comumente utilizados para identificar espermatozóides hiperactivos são uma diminuição na velocidade curvilínea (VCL) e linearidade (LIN), bem como um aumento no deslocamento lateral da cabeça (LHD) (Mortimer, 1997). Para espermatozóides de javali, uma diminuição na VSL e um aumento na VCL, resultando em uma linearidade reduzida, foram relatados após a hiperativação (Suarez *et al.* 1992). Embora existam algumas diferenças nos valores absolutos, especialmente no VCL após a hiperactivação, a tendência das alterações após a hiperactivação foi confirmada.

Ao medir a velocidade dos espermatozóides, a CASA avalia 3 caraterísticas de motilidade: caminho médio da velocidade (VAP), linha reta da velocidade (VSL) e velocidade curvilínea (VCL). A velocidade curvilínea é a distância total num período de observação que a cabeça do espermatozoide pode percorrer, e tem o maior valor numérico das três velocidades. De um ponto a outro, a VSL mede a distância em linha reta num período de observação e tem o menor valor numérico. A velocidade média do caminho mede a distância que os espermatozóides percorreram numa direção geral num determinado período de observação. Outra medida útil é a frequência de batimento cruzado (BCF), que conta o número de vezes que a cabeça do espermatozoide cruza a direção do movimento. A frequência cruzada de batimento é uma medida valiosa porque avalia o número de vezes que o batimento flagelar muda seu padrão. A amplitude média do deslocamento da cabeça lateral (ALH) mede a largura do movimento feito pela cabeça lateral do espermatozoide. A linearidade (LIN) é avaliada observando tanto a VSL como a VCL e depois dividindo a VSL pela VCL. A tecnologia CASA tem sido usada em estudos explorando medidas de motilidade espermática de muitas espécies como ratos (Moore e Akhondi, 1996), touros (O'Conner *et al.* 1981), javalis (Holt *et al.* 1997), coelhos (Farrell *et al.* 1993), perus (Bakst e Cecil, 1992) e humanos (MacLeod e Irvine, 1995).

Houve correlações significativas entre as taxas de fertilização e as estimativas CASA, incluindo a amplitude do deslocamento lateral da cabeça (ALH), a velocidade curvilínea (VCL), a velocidade em linha reta (VSL) e o movimento rápido dos espermatozóides (Rapid). Houve também uma correlação significativa entre as taxas de fertilização e a retidão (STR) após o swim-up. Quanto às caraterísticas do movimento espermático, houve diferenças significativas de ALH, VCL, VSL e Rapid entre os grupos "bom" e "pobre" antes do swim-up. Após o swim-up, houve diferenças significativas de VCL, velocidade média de percurso (VAP), e rápido entre os dois grupos (Hirano *et al.* 2001).

2.9 Atributos bioquímicos

2.9.1Colesterol total

Durante o trânsito através do trato genital feminino, os espermatozóides de mamíferos têm de passar pelo processo de capacitação e reação acrossómica antes da fertilização bem sucedida do óvulo (Chang, 1951). Muitos estudos mostraram que a capacitação dos espermatozóides é acompanhada por uma mudança na composição lipídica da membrana plasmática que envolve uma diminuição na relação colesterol: fosfolípido da membrana (Davis, 1981). Estas alterações parecem ser um fenómeno reversível que influencia a fluidez e a permeabilidade iónica da membrana plasmática (Langlais e Roberts, 1985). Vários estudos demonstraram que o influxo de colesterol reduz a taxa de reação espontânea do acrossoma dos espermatozóides (Davis, 1980) e também inibe a fertilização, inibindo ou atrasando a capacitação em bovinos. Por outro lado, Ehrenwald *et al.* (1988) mostraram que o efluxo de colesterol da membrana leva à capacitação dos espermatozóides bovinos e predispõe os espermatozóides a penetrar nos óvulos a uma taxa mais alta do que os espermatozóides sem níveis reduzidos de colesterol. Durante a capacitação, o colesterol é perdido da membrana plasmática do espermatozoide e quando o colesterol suficiente é removido, a membrana torna-se instável, aumentando a sua capacidade de se fundir com a membrana acrosomal externa, resultando na reação acrosomal (Nolan *et al.* 1992). No estado não capacitado, o colesterol está distribuído por toda a cabeça do espermatozoide, mas após a indução da reação acrossómica, o colesterol redistribui-se da região equatorial para a região apical da cabeça do espermatozoide. Portanto, se compostos que aumentam a remoção de colesterol das membranas dos espermatozóides forem adicionados ao meio, como BSA ou citodextrina sem colesterol, a capacitação dos espermatozóides é aumentada (Visconti *et al.* 1999).

O colesterol a uma concentração de 1 µg/ ml é capaz de inibir a reação espontânea do acrossoma. Ele está presente na membrana plasmática dos espermatozóides (13 nmol/10^8 células em espermatozóides humanos), bem como no plasma seminal humano na taxa de 250 µg/ml (Rathi *et al.* 2001). Uma grande variação entre touros, bem como entre ejaculados, foi relatada por vários trabalhadores. O conteúdo de colesterol dos espermatozóides do touro varia de 7.87 a 16.75 µg/$5x10^7$ espermatozóides (Sinha *et al.* 1996). Therien *et al.* (1999) relataram conteúdo de colesterol de 7,2 ± 4,1 µg/$5x10^7$ espermatozóides em espermatozóides de touro. Harshan *et al.* (2006) observaram que o tratamento de espermatozóides com proteína levou a um aumento da crioinjúria. O dano foi dependente da dose, com as doses mais altas mostrando danos maiores. Dhami *et al.* (2003) observaram que o colesterol total no plasma seminal era mais alto em touros cruzados em comparação com touros Gir (45.93 ± 12.58vs. 31.87±2.39mg %).

2.9.2Peroxidação lipídica da membrana (LPO)

Os ácidos gordos insaturados, que predominam nas membranas dos espermatozóides, são susceptíveis à peroxidação (Halliwell e Gutterridge, 1984) e os seus efeitos nos espermatozóides são numerosos, desde danos nas membranas, particularmente na região do acrossoma, perda irreversível de motilidade, inativação de enzimas e uma elevada taxa de fuga de constituintes intracelulares dos espermatozóides, como

adenina, piridina e enzimas (Jones e Mann, 1977; Alvarez e Storey, 1982), danos às proteínas e ao DNA (Marnett, 2002; Kadirvel, 2006; Kashimanicham *et al.* 2006; Mayuri, 2006). A peroxidação lipídica pode ser considerada como o processo irreversível fisiologicamente relevante para a perda da função do esperma de mamíferos devido à toxicidade do oxigénio (Alvarez e Storey, 1984; Alvarez *et al.* 1987). Alvarez e Storey (1992) também levantaram a hipótese de que a criopreservação aumenta a peroxidação lipídica. Por conseguinte, a LPO está associada a uma fraca taxa de recuperação do sémen congelado (Kumar *et al.* 2006). É um processo lento que limita a vida do esperma no trato reprodutor feminino (Alvarez e Storey, 1985). A peroxidação lipídica é aumentada pela presença de outros danos celulares, como foi demonstrado por Jones e Mann (1977), e pode ser induzida pela adição de ascorbato e iões de metais pesados, como Fe^{2+} , $Co2^{+}$ ou Cu^{2+} .

Os espermatozóides são altamente susceptíveis à peroxidação dos seus fosfolípidos endógenos. Nair *et al.* (2006) relataram que a peroxidação lipídica era maior nos espermatozóides de búfalos do que nos de bovinos, o que poderia ser devido à presença de mais ácidos graxos insaturados em seus espermatozóides. A suscetibilidade do acrossoma à peroxidação lipídica foi relatada por Jones e Mann (1977), o que pode ser devido à presença de ácido docosahexanóico em grandes concentrações na região do acrossoma do que em outras partes do espermatozoide. Durante o armazenamento, sabe-se que os espermatozóides geram espécies reactivas de oxigénio (ROS) que activam prontamente a peroxidação de ácidos gordos polinsaturados na membrana celular do esperma (Jones e Mann, 1977; Alvarez e Storey, 1992; Aitken *et al.* 1993; Kashimanicham *et al.* 2006; Nair *et al.* 2006). Estas espécies oxidativas são neutralizadas pelos antioxidantes naturais presentes no sémen (Kumar *et al.* 2006). A superóxido dismutase (SOD) e a glutationa peroxidase são os dois mecanismos de defesa enzimática que protegem o esperma da peroxidação e a atividade da enzima SOD diminui à medida que a peroxidação aumenta (Alvarez e Storey, 1984; Alvarez *et al.* 1989). Os resultados da peroxidação lipídica são a perda da barreira de permeabilidade da membrana, a inativação de enzimas necessárias para o metabolismo energético e a motilidade flagelar (Alveraz e Storey, 1984).

Dawra *et al.* (1983) observaram que quando o sémen bovino, os espermatozóides e o plasma seminal foram incubados sozinhos ou na presença de ascorbato não produziram quaisquer peróxidos lipídicos. A razão para este facto pode ser a ausência de peroxidantes ou a presença de antioxidantes ou ambos.

Da mesma forma, Kankofer *et al.* (2005) não encontraram peroxidação lipídica nos espermatozóides do sémen de garanhão quando armazenados a 5 C e, portanto, concluíram que a peroxidação lipídica era um problema no sémen congelado-descongelado do que no sémen arrefecido. Embora os espermatozóides bovinos sejam ricos em fosfolípidos ligados a ácidos gordos insaturados (Ahuliwalia e Golman, 1969), não são facilmente peroxidados em comparação com os espermatozóides do homem, javali e garanhão na presença de promotores de peroxidação como ascorbato e $FeSO_4$, o que pode ser devido à ação protetora da proteína do plasma seminal, que tem ação quelante de ferro (Jones e Mann, 1977). Verificaram que a adição de plasma seminal de touro e de gema de ovo reduzia consideravelmente as taxas de LPO no sémen de carneiro.

A peroxidação ocorre a uma taxa mais baixa nesses meios, que têm a sua composição de Na^+ e K^+ próxima à do fluido oviductal ou extracelular. A dependência da LPO do esperma de coelho no ambiente iónico foi relatada por Alvarez e Storey (1982). No meio contendo Na $+K^{++}$ = 130 mM, a peroxidação e a motilidade foram mantidas a 10 mM K^+ com uma aceleração no processo de LPO e declínio na motilidade em concentrações de K^+ 0 mM K^+ e acima de 30 mM K^+ (Alvarez e Storey, 1982). A taxa de LPO, medida pela produção de malondialdeído (MDA), depende da composição iónica do meio (Alvarez e Storey, 1984). O MDA foi reconhecido pela primeira vez por Patton e colaboradores como um produto secundário da peroxidação lipídica (Placer *et al.* 1966).

A quantidade de MDA produzida está negativamente correlacionada com a motilidade e viabilidade dos espermatozóides (Alvarez e Storey, 1992; Kasimanickam *et al.* 2006; Nair *et al.* 2006). O malonaldeído (MDA), o principal produto final da peroxidação lipídica reage com o ácido tiobarbitúrico para dar uma espécie vermelha que absorve a 535 nm (Wills, 1969), é, portanto, utilizado para avaliar o nível de peroxidação lipídica. A quantidade de MDA produzida no ponto de completa perda de motilidade, *isto é,* 0,5 nmol e 0,8 nmol MDA/10^8 células é o "Lipidperoxidative lethal end point (LLE)" para espermatozóides maduros de coelho e para espermatozóides humanos é 0,1 nmol MDA/10^8 células (Alvarez *et al.* 1987). Este valor (0,5nmol/10^8 célula) é usado como um índice conveniente para medir o dano letal aos espermatozóides de coelho por peroxidação lipídica e pode ser usado em outras espécies (Alvarez e Storey, 1982).

Jones e Mann (1977) relataram 2.3 nmol/ml de LPO no sémen fresco de carneiro. Eles também descobriram que no esperma peroxidado a atividade metabólica cessou após duas horas, juntamente com a parada completa da absorção de oxigênio. Nair *et al.* (2006) relataram um aumento na peroxidação lipídica de espermatozóides durante o curso de 72 h à temperatura de refrigeração, tanto no sémen de bovinos como de búfalos. Eles também descobriram que o nível de MDA produzido estava negativamente correlacionado com a motilidade e a viabilidade dos espermatozóides.

Não estão disponíveis estudos comparativos sobre o LPO tanto no sémen fresco como no criopreservado de sémen bom e pouco congelável de touros cruzados para uma melhor compreensão das possíveis razões da fraca congelabilidade do sémen em touros cruzados.

2.9.3Transaminase e desidrogenase

As transaminases no sémen desempenham um papel importante no catabolismo do glutamato pelos espermatozóides bovinos (Flips e Anderson, 1964). A fuga de enzimas intracelulares, em particular, a Transaminase Glutâmica Oxaloacética (GOT) é usada para avaliar danos na membrana durante a preservação do sémen (Graham *et al.* 1976). Pace e Graham (1970) observaram alta correlação entre a liberação de GOT e a concentração de esperma e concluíram que (1) a maior parte da GOT é encontrada dentro ou sobre a célula espermática, inicialmente. (2) A medida da lesão celular pode ser monitorada usando a liberação de GOT. (3) Quanto maior a concentração de GOT por célula, maior é a fertilidade e (4) A quantidade de enzima deixada na célula após o congelamento é importante para a fertilidade.

Foi observada uma correlação positiva altamente significativa ($P<0,01$) entre a atividade da desidrogenase láctica (LDH) associada ao plasma seminal livre de espermatozóides e parâmetros como a percentagem de motilidade, concentração e percentagem de células vivas e uma correlação negativa com a percentagem de células anormais (Roussel e Stallcup, 1965).

Dhami (1992) descobriu que a alta atividade de GOT foi positivamente correlacionada com a congelabilidade e fertilidade. A associação positiva significativa de transaminases com a concentração de esperma e a associação negativa com frutose são concebíveis, uma vez que essas enzimas estão principalmente ligadas à célula espermática e podem ser complementares à frutose no fornecimento de energia de substrato para os espermatozóides (Dhami, 1992). Além disso, foi observado no mesmo estudo que a atividade da LDH do plasma seminal está positivamente correlacionada com a motilidade inicial, GOT e frutose.

Os valores médios das enzimas GOT e LDH, conforme relatado no sêmen de cruzamentos, foram $53,75 \pm 2,52$ IU/L e $596,33 \pm 33,85$ IU/L, respetivamente, (Gebreselassie, 2009), mas no sêmen de mithun não há nenhum relatório disponível.

2.9.4Proteína do plasma seminal

As proteínas no fluido seminal têm sido implicadas para desempenhar um papel significativo na capacidade de fertilização e no sucesso da criopreservação. As proteínas do plasma seminal influenciam várias funções do esperma, tais como a capacitação, a reação do acrossoma, a motilidade, a integridade do ADN e a interação com o oócito (Moura *et al.* 2007). A proteína do plasma seminal é significativamente e positivamente correlacionada com a concentração de esperma (Mohan *et al.* 1979), motilidade do esperma (Saxena e Tripathi, 1979), morfologia e fertilidade (Pangawkar *et al.*

1988). As proteínas também são conhecidas por serem de grande importância para a motilidade e a sobrevivência dos espermatozóides durante o armazenamento (Singh *et al.* 1989). No entanto, Pangawkar *et al.* (1988) observaram um maior conteúdo de proteínas no plasma seminal em ejaculados de touros Holstein com baixa congelabilidade. A razão poderia ser que as proteínas do plasma seminal que aderem à membrana do espermatozoide diminuem a resistência do esperma ao congelamento profundo e também aumentam a permeabilidade da membrana celular, tornando as células susceptíveis ao choque frio e lesões durante o processo de congelamento. Dhami *et al.* (1994) relataram valores médios baixos para a proteína total no ejaculado estático de touros Murrah e Friesian do que no ejaculado móvel. Dhami e Sahni (1993) registaram uma correlação negativa da proteína com o potássio e o cloreto no sémen de um touro Frísio e uma associação positiva com a congelabilidade do sémen.

Mohanty (1999) encontrou uma média maior de proteína seminal total (6.15 ± 0.81 g %) em touros com baixa congelabilidade do que em touros com boa congelabilidade (5.28 ±0.11 g %). Achados semelhantes foram relatados por Pangawkar (1988), Nandroo *et al.* (1987) e Singh *et al.* (1989). A diminuição da proteína do plasma seminal em touros está associada à hipoplasia testicular (Patel *et al.* 1986).

As proteínas do plasma seminal também são conhecidas por terem ação protetora para os espermatozóides contra a peroxidação lipídica (Schoneck *et al.* 1996), especialmente a proteína ácida do fluido seminal (aSFP). Jobim *et al.* (2004) relataram a presença de quatro proteínas: proteína ácida do fluido seminal, clusterina, proteína seminal bovina (BSP A1/A2) e BSP A3 no sêmen bovino com maior congelabilidade e lipocalina como a prostaglandina D sintase (PGDS) com congelabilidade do sêmen mais baixa. Essas proteínas poderiam ser usadas como marcadores de congelabilidade do sémen.

2.10 Atributos antioxidantes

Existem três sistemas enzimáticos principais, o sistema glutationa peroxidase (GSHPx) redutase (GSHRx) (Alvarez e Storey, 1989), superóxido dismutase (SOD) (Nissen e Kreysel, 1983; Alvarez *et al.* 1987) e catalase (CAT) (Jeuline *et al.* 1989) que foram descritos no plasma seminal. Os espermatozóides e o plasma seminal têm mecanismos de defesa enzimáticos (SOD, CAT e GSHPx) e não enzimáticos (tocoferol (vitamina E), ácido ascórbico (vitamina C), ácido úrico, taurina e tióis) contra ROS (Hatamoto *et al.* 2006).

Os antioxidantes em geral são compostos que eliminam, limpam e suprimem a formação de ROS, ou se opõem às suas acções (Alvarez e Storey, 1992). Entre os antioxidantes biológicos bem conhecidos, a superóxido dismutase (SOD) e a catalase têm um papel significativo. A SOD desmonta espontaneamente o anião O_2^- para formar O_2 e H O_{22} , enquanto a catalase converte H O_{22} em O_2 e H_2 O (Agarwal *et al.* 2003). A SOD protege os espermatozóides contra a toxicidade espontânea de O_2 e peroxidação lipídica (Alvarez e Storey, 1992). A SOD e a catalase também removem o O_2^- gerado pela NADPH-oxidase em neutrófilos e podem desempenhar um papel importante na diminuição do LPO e na proteção dos espermatozóides durante a inflamação genitourinária (Aitken *et al.*

1995). O plasma seminal oferece alguma proteção contra isto através dos seus antioxidantes constituintes (Dawra *et al.* 1985; Zini, 1993; Strzezek *et al.* 1999). No entanto, este nível de proteção talvez não seja suficiente para o armazenamento a longo prazo. Assim, o aumento do stress oxidativo é encontrado durante a manipulação envolvida em técnicas reprodutivas, ou os antioxidantes são removidos juntamente com o plasma seminal quando o esperma está a ser preparado para criopreservação (Strzezek *et al.* 1999).

As taxas de fertilidade do esperma humano podem ser previstas medindo a atividade da SOD, que se pensa ser o principal fator de proteção do esperma humano contra a peroxidação lipídica (Alvarez *et al.* 1987; Zini, 1993). A atividade da SOD tem uma correlação positiva com a vivacidade do esperma e a resposta HOST em búfalos (Mayuri, 2006). A adição de SOD ao sémen bovino melhorou o estado de capacitação de uma amostra e a adição de vitamina E, um antioxidante, protegeu as membranas do esperma da peroxidação (O'Flaherty *et al.* 1999).

A catalase é outro antioxidante que ocorre naturalmente no plasma seminal e que pode ter algum papel na proteção dos espermatozóides contra a peroxidação lipídica, embora os relatórios sobre isso sejam contraditórios. Estudos de EI-Sisy *et al.* (2008) indicaram um aumento significativo na motilidade pós-descongelamento, integridade da membrana, viabilidade e integridade acrossomal em caso de adição de 50 U/ml de Catalase e 100U/ml de SOD ao extensor de sémen de búfalo. A atividade da catalase no plasma seminal teve uma correlação positiva com a motilidade bruta, vivacidade e resposta HOST dos espermatozóides de touro búfalo (Mayuri, 2006). Outros trabalhadores relataram um prolongamento no tempo da capacidade de fertilização do sémen de carneiro quando este foi armazenado na presença de SOD ou catalase (Maxwell e Watson, 1996).

Os valores médios das enzimas SOD e catalase no sémen de touros cruzados de boa e má qualidade foram registados como $42,10 \pm 2,66$ e $16,28 \pm 3,43$ U/ml e $1,10 \pm 0,09$ e $1,00 \pm 0,17$U/mg de proteína, respetivamente (Gebreselassie, 2009).

A glutationa (GSH) é o tiol não proteico mais proeminente nas células dos mamíferos e está presente maioritariamente na forma reduzida (GSH) e apenas uma pequena quantidade está presente na forma oxidada (CSSG). O sistema e ciclo antioxidante da GSH consiste em GSH, GSSG, GSHRx, GSHPx, glutatião - s - transferase. A glutatião redutase estimula a redução de GSSG para GSH. Isto ajuda a manter estável o fornecimento do substrato redutor (NADPH) à GSHPx. A glicose -6-fosfato desidrogenase (G6PD) é uma enzima intracelular necessária para a conversão de NADP em NADPH, o chamado ciclo de oxidação-redução da GSH no esperma e no plasma seminal. A concentração de GSH, GSHRx, GSHPx no plasma seminal foi positivamente correlacionada com os parâmetros do esperma, sugerindo que esta enzima é mais elevada no plasma seminal e baixa nos espermatozóides do sémen ejaculado (Brown *et al.* 1977). A enzima GSHRx catalisa a oxidação de GSH para CSSG e a redução de H2O2 para H2O no sémen. Assim, o dissulfureto de glutatião oxidado formado é reconvertido em GSH pela GSHRx.

2.11 Ensaio de ligação à zona

Sabe-se que a fertilização bem-sucedida envolve várias etapas sequenciais. Estas são: reservatório de espermatozóides no oviduto, hiperactivação e capacitação no trato reprodutivo feminino, ligação dos espermatozóides capacitados à zona pelúcida (ZP), indução da reação de acrossoma dos espermatozóides, penetração da ZP e fusão dos espermatozóides com a membrana vitelina do oócito. Estes passos vitais na fertilização formam a base para o desenvolvimento de ensaios com o objetivo de prever a fertilidade do sémen. A ligação do espermatozoide à ZP é um pré-requisito para a penetração do espermatozoide através da ZP e sua fusão com o oolemma.

O reconhecimento do espermatozoide-ZP e a ligação são as fases mais precoces na interação entre o espermatozoide e o oócito. Fazeli *et al.* (1993) recomendaram a utilização do ensaio para a avaliação de rotina do sémen bovino. Brahmakshri *et al.* (1999) salientaram ainda a utilização deste bioensaio como teste do potencial de fertilização.

Foram utilizadas várias variações do ensaio de fertilização. Uma variação é usar oócitos de hamster sem zona pelúcida em vez de oócitos homólogos. Um oócito homólogo com ZP intacta testaria a habilidade de fertilização dos espermatozóides sob condições mais fisiológicas. Cox *et al.* (1994) compararam a eficiência do esperma de cabra para penetrar em oócitos bovinos e ovinos intactos. Eles relataram que os espermatozóides de cabra foram altamente eficientes na penetração de oócitos de bovinos e ovinos em comparação com a fertilização homóloga, e que os espermatozóides de cabra penetraram igualmente bem em oócitos de bovinos e ovinos.

O número relativo de células espermáticas ligadas à zona pelúcida dos oócitos em dois touros tem correlação com suas taxas de não retorno de 56 dias de 73,2 e 67,5 por cento, respetivamente (Fazeli *et al.* 1993). Kadirvel (2006) relatou a capacidade de ligação à zona de espermatozóides de búfalo capacitados *in vitro* e criopreservados como 115,8 ± 20,8 e 53,8 ± 14,5 em espermatozóides frescos e descongelados congelados, respetivamente. A exposição de espermatozóides do epidídimo cauda ao fluido da glândula sexual acessória resulta em um aumento direto na capacidade de ligação da zona, seguido por um aumento adicional durante a capacitação *in vitro*. A incubação de espermatozóides com heparina ou fluido oviductal aumentou a capacidade dos espermatozóides de se ligarem à ZP (Topper *et al.* 1999).

Arangasamy (2003) relatou um aumento no número de espermatozóides epididimários de cauda de búfalo ligados a ZP quando tratados com HBP ou proteínas do plasma seminal ligadas a gelatina. Da mesma forma, Harshan *et al.* (2006) relataram que o tratamento com PDC-109 aumentou o número de espermatozóides ligados a óvulos do que o grupo de controlo na fase de pré-congelamento. Fazeli *et al.* (1993) relataram que a capacidade de ligação do esperma de touro congelado-descongelado reduziu significativamente em comparação com a do controlo ($p<0{,}05$) ou do esperma capacitado *in vitro* ($p<0{,}01$). Eles apontaram uma correlação negativa entre o dano acrosomal e a capacidade de ligação à zona do esperma após congelamento-descongelamento. Da mesma forma, a capacidade reduzida de ligação à zona pelúcida após congelamento e descongelamento em javalis (Fazeli *et al.* 1993) e em humanos (Cormier e Bailey, 2003) também foi relatada.

Capítulo 3

MATERIAIS E MÉTODOS

O estudo proposto foi efectuado na Divisão de Reprodução Animal, Centro Nacional de Investigação sobre Mithun (ICAR), Jharnapani, Nagaland. A experiência previa a utilização de duas concentrações diferentes de LDL (8 e 10 %) em sémen de mithun de boa e má qualidade, congelável e não congelável, no extensor de sémen de rotina utilizado para a criopreservação. A eficácia destas aplicações foi avaliada com base nos seus traços seminais, nos testes de fertilidade *in vitro* e nos parâmetros bioquímicos.

3.1 . Animais de laboratório

Para o presente estudo, foram selecionados dez touros mithun saudáveis, mantidos no National Research Centre on Mithun, Nagaland, a partir do rebanho proveniente de várias zonas montanhosas da região NEH da Índia. Estes touros foram mantidos em condições semelhantes de alimentação, alojamento e maneio. A área de estudo situa-se entre 25° 54'30" de latitude norte e 93O44'15" de longitude leste e a uma altitude de 250-300 ao nível médio do mar. O peso corporal médio dos touros era de 501 kg (493 a 507 kg) aos 4-6 anos de idade, com uma boa condição corporal (pontuação 5-6), mantidos sob condições uniformes de alimentação, alojamento e outras condições de maneio. Cada animal experimental foi alimentado nesta experiência de acordo com o programa da exploração. Foi-lhes oferecida água potável ad libitum, 30 kg de forragens misturadas (18,4% de matéria seca e 10,2% de proteínas brutas) e 4 kg de concentrados (87,1% de matéria seca e 14,5% de proteínas brutas) diariamente, fortificados com mistura mineral e sal.

3.2 Esterilização de artigos

Todos os objectos de vidro utilizados durante o estudo foram cuidadosamente lavados com água com sabão e enxaguados com água bidestilada. Estes foram secos ao ar e esterilizados em estufa de ar quente a 180°C durante 60 minutos. As soluções tampão, os artigos de borracha, as micropipetas, as micropontas e a vagina artificial com os seus acessórios foram autoclavados a 10 lb de pressão (115 OQ) durante 20 min.

3.3 Recolha de sémen

Foi recolhido um total de 50 ejaculados de oito touros através do método de massagem rectal. Os ejaculados de sémen foram categorizados em boa qualidade (n=25) e má qualidade (n=25) com base na motilidade individual. A ocitocina (5 UI, intra-muscular) foi injectada imediatamente antes da palpação rectal. Resumidamente, a massagem foi efectuada através de movimentos da mão para a frente e para trás sobre a ampola, a próstata e as vesículas seminais e, em seguida, acariciando ritmicamente os músculos da uretra (Palmer *et al.* 2004), seguida de uma ordenha suave das ampolas, uma a uma. Isto resultou na ereção e ejaculação do sémen. Um assistente recolheu o sémen à medida que era emitido pelo orifício prepucial para um saco de plástico suspenso numa garrafa térmica contendo água quente a uma temperatura de 35-38^0 C no saco de plástico. Durante a colheita, foram estimados os tempos de protrusão e de ejaculação e o comprimento do pénis. O tempo decorrido entre a inserção da mão e a ereção completa do pénis é o tempo de protrusão; o tempo decorrido entre a ereção completa e a ejaculação é o tempo de ejaculação. Durante a colheita, as secreções transparentes iniciais foram eliminadas e as gotas de sémen puro foram recolhidas num tubo de ensaio graduado com a ajuda de um funil. Imediatamente após a colheita, as amostras foram mantidas num banho de água a 37° C e avaliadas quanto ao volume, cor, consistência, atividade de massa e pH. Após as avaliações preliminares, os ejaculados foram submetidos à diluição inicial com extensor de citrato Tris pré-aquecido (37° C). As amostras parcialmente diluídas foram então levadas para o laboratório num frasco isolado contendo água quente (37° C) para processamento posterior. Durante o estudo, todos os protocolos experimentais foram cumpridos de acordo com os regulamentos do Comité Institucional de Cuidados e Utilização de Animais.

3.4 . Seleção de amostras

Estes ejaculados foram divididos em sémen de boa e má qualidade com base no parâmetro seminal fresco motilidade individual. A motilidade individual igual ou superior a 60% foi considerada como ejaculado de boa qualidade, enquanto os ejaculados de má qualidade tinham motilidade individual inferior a 60%, respetivamente. O sémen de ambos os grupos foi novamente recategorizado em congelável e não congelável com base na motilidade pós-descongelamento dos espermatozóides. Os ejaculados com mais de 40% de motilidade progressiva pós-descongelamento foram considerados congeláveis, enquanto que menos de 40% foram considerados não congeláveis.

O ejaculado de ambos os grupos foi avaliado e as caraterísticas seminais de rotina foram registadas. As amostras foram então processadas seguindo o protocolo padrão e finalmente preservadas em LN2. 4-5 palhetas foram separadas após equilíbrio a 4° C para avaliação pré-congelamento dos parâmetros seminais. Os parâmetros seminais pós-descongelamento foram registados após o descongelamento da palheta a 37° C durante 40 segundos.

3.5 Atributos físico - morfológicos

3.5.1Cor

A cor do sémen foi determinada por inspeção visual e foi registada imediatamente após a colheita. A cor do sémen foi classificada como branco leitoso, branco cremoso, amarelado ou aguado. Qualquer amostra de sémen de cor anormal que não fosse branca ou amarela era rejeitada.

3.5.2Volume

O volume ejaculado foi anotado diretamente do tubo graduado de colheita de sémen e registado em mililitros.

3.5.3pH inicial

O pH inicial do sémen e dos diluentes foi medido com a ajuda de um medidor de pH digital.

3.5.4. Atividade em massa

A atividade de massa do sémen foi registada colocando uma pequena gota de sémen puro recentemente colhido numa lâmina de vidro limpa, isenta de gordura e pré-aquecida a 37 C, e examinada sem lamela sob uma ampliação de baixa potência (IOx) de um microscópio de contraste de fase equipado com uma platina quente controlada termostaticamente. A atividade de massa do sémen foi classificada numa escala de O a 5 com base no aparecimento de ondas e redemoinhos (Salisbury *et al.* 1978). **3.5.5 Motilidade individual**

A motilidade dos espermatozóides foi avaliada analisando quatro a cinco campos de visão da amostra colocada numa lâmina pré-aquecida (37° C) sob uma lamela pré-aquecida (37° C) usando ótica de campo claro (Nikon, Eclipse 8Oi; ampliação 4OO×). A motilidade foi registada como percentagem de espermatozóides progressivamente móveis nas fases inicial, pré-congelamento e pós-descongelamento (Tomar, 1997).

3.5.6Concentração de espermatozóides

A concentração de espermatozóides (milhões/ml) no sêmen puro foi determinada pelo método heamocitométrico adotando o procedimento de contagem de hemácias (Salisbury *et al.* 1985). Foi dada especial atenção durante a diluição da amostra com solução salina formal a 1% e verificada através da diluição do sémen puro na proporção de 1:2OO com a ajuda de micro pipetas. A homogeneidade das amostras de sémen foi assegurada agitando com a palma da mão o tubo que continha as amostras de sémen e também no momento de carregar o hemocitómetro.

3.5.7Espermatozóides vivos Por cento

A percentagem de espermatozóides vivos foi estimada por técnicas de coloração diferencial usando a coloração de Eosina-Nigrosina (Anexo) em amostras frescas, pré-congelamento e pós-descongelamento (Tomar, 1997). Os esfregaços foram preparados em duplicado, depois de misturar suavemente uma pequena gota de sémen puro com 4 gotas de corante numa lâmina microscópica limpa e sem gordura. Pelo menos 2OO espermatozóides foram contados sob a objetiva de imersão em óleo de um microscópio de contraste de fase (Nikon, Eclipse 8Oi; ampliação 1OOO×) para estimar a percentagem de espermatozóides vivos (não corados). Os espermatozóides rosados (eosinofílicos) foram classificados como mortos, enquanto os espermatozóides não corados contra o fundo de nigrosina foram classificados como vivos. Os espermatozóides parcialmente corados também foram considerados mortos.

3.5.8Teste de edema hipo-osmótico (HOST)

A integridade da membrana plasmática do esperma foi medida por HOST e foi realizada após uma ligeira modificação do método descrito por Jeyendran *et al.* (1984) em amostras frescas, pré-congeladas e pós-descongeladas para avaliar a integridade funcional da membrana da cauda do esperma, que dá uma ideia da integridade da membrana espermática.

Procedimento:

❖ Adicionou-se 1,0 ml de solução hipo-osmótica (anexo) num tubo de microcentrifugação mantido em banho-maria (37° C) a 0,1 ml de sémen fresco, pré-congelado ou descongelado e misturou-se bem.

❖ A suspensão foi incubada a 37°C durante 60 minutos.

❖ Após a incubação, foi adicionada uma gota de corante eosina-y à suspensão imediatamente antes do exame da lâmina. Após a incubação, uma pequena gota da suspensão foi colocada numa lâmina de vidro limpa, seca e sem gordura e coberta com uma lamela.

❖ As lâminas foram examinadas sob a ampliação de alta potência (400x) de um microscópio de contraste de fase.

❖ Um mínimo de 200 espermatozóides foram contados e os diferentes tipos de padrões de inchaço foram registados (cauda inchada).

❖ Foi seguido o mesmo procedimento para as amostras de sémen nas fases de pré-congelação e pós-descongelação de cada grupo de tratamento.

❖ Os espermatozóides foram classificados em por cento responsivos a HOST de acordo com a presença dos seguintes padrões de inchaço da cauda (Prasad *et al.* 1999).

Padrão A: Sem inchaço, sem reação da membrana

Padrão B: Inchaço da ponta da cauda

Padrão C: Diferentes tipos de alfinete de cabelo como padrão de inchaço ou inchaço da peça intermédia

Padrão D: Inchaço completo da cauda

Os espermatozóides que apresentavam um dos padrões B, C ou D foram considerados positivos para HOST.

3.5.9Estudo da morfologia anormal do esperma

A morfologia anormal dos espermatozóides foi estudada através do exame de lâminas, que foram utilizadas para o estudo da contagem de espermatozóides vivos e mortos e foi expressa em percentagem.

3.5.10 Estudo do estado de integridade acrosomal

A integridade acrosomal (percentagem de acrossoma normal) com base nos danos acrosomais no nível pré-congelamento e pós-descongelamento foi estudada em esfregaços corados com Giemsa de acordo com o método descrito por Watson (1975).

Solução de stock

1) Dissolver 1 g de pó de Giemsa em 60 ml de glicerol e triturar bem.

2) Misturar bem e guardar durante 12 horas à temperatura ambiente

3) Adicionar 66 ml de metanol absoluto, misturar bem e guardar num frasco de vidro âmbar a 4°C

Solução de trabalho

3 ml de solução-mãe de giemsa + 2 ml de solução salina formal tamponada (anexo), o volume final é de 50 ml com água destilada

Procedimento

1) 20 µl de esperma de sémen fresco, uma palhinha de cada amostra foi colhida após o tempo de equilíbrio ter terminado (para pré-congelação) e após 48 horas de congelação-descongelação (para pós-descongelação) numa lâmina de vidro e fazer um esfregaço.

2) 30 minutos para secagem ao ar

3) Fixação com solução salina formal tamponada em frasco de acoplamento durante 30 minutos

4) Lavar suavemente as lâminas com água da torneira

5) Imersão da lâmina na solução de giemsa de trabalho durante uma noite

6) Lavar bem as lâminas e examiná-las ao microscópio

7) Os esfregaços fixados foram então observados ao microscópio usando uma objetiva de imersão em óleo. Um mínimo de 100 espermatozóides foram contados e os acrossomas foram classificados

como acrossomas normais intactos e acrossomas anormais ou não intactos

3.5.11 Coloração de Fuelgen para integridade nuclear

A reação de Fuelgens cora específica e quantitativamente o ADN em material celular (Barth e Oko, 1989a). As células foram tratadas com uma solução ligeira de HCL que hidrolisa as ligações Purina-doxi-ribose e expõe o grupo aldeído livre. Este último pode reagir com o corante Fuelgens para formar um composto estável e corado. A quantidade de cor desenvolvida é diretamente proporcional à quantidade de ADN presente nos núcleos corados.

Procedimento

1. Preparar um esfregaço de espermatozóides.

2. Fixar em solução formal neutra tamponada a 10% (anexo) durante 30 minutos.

3. Lavado em água corrente durante 10 minutos e incubado em HCL 5N durante 30 minutos, lavado em água corrente durante 5 minutos duas vezes.

4. Mergulhado no reagente de Schiff durante 30 minutos (no escuro)

5. Enxaguado em água sulfatada três vezes com um intervalo de 2 minutos.

6. Lavado em água corrente durante 10 minutos.

7. Secos ao ar e examinados com uma ampliação de 100X (imersão em óleo) usando um microscópio de contraste de fase (Nikon) e a percentagem de espermatozóides com coloração normal e anormal foi determinada pela contagem de pelo menos 200 células por amostra.

8. As anomalias encontradas nos espermatozóides foram classificadas em seis categorias: cabeças piriformes, cabeças com cristas gigantes, células de coloração pálida, vacúolos múltiplos, vacúolos únicos e material nuclear aglomerado (Barth e Oko, 1989b).

3.6 Análise de sémen assistida por computador (CASA)

A concentração espermática e os parâmetros de motilidade foram avaliados pelo Hamilton Thorne Sperm Analyser, versão IVOS 11 (HTM-IVOS, Versão 10.8, Hamilton Thorne Research, Beverly, MA, EUA). Este sistema CASA é composto por um microscópio de contraste de fase, câmara, estágio de aquecimento mini térmico, digitalizador de imagem e computador que guarda e analisa os dados. As definições do software são apresentadas no Quadro 1.

Tabela 1. Definições de software doHTR IVOS 2 utilizadas no estudo

Parâmetros	**Valor**

Tipo de câmara	Leja 4
Temperatura de análise (^{0} C)	37.0
Campos adquiridos	10
Taxa de quadros (Hz)	60
Número de quadros	30
Contraste estático mínimo	35
Tamanho mínimo da célula (pixéis)	5
Retilinearidade (STR), limiares (%)	70
Corte de VAP (µm/s)	30
VAP mínimo progressivo (µm/s)	50
Limite VSL (µm/s)	15
Intensidade da célula	80
Ampliação	1.89

Após a recolha do sémen, a concentração de espermatozóides foi primeiro estimada utilizando um microscópio. Foram diluídos 25 µL de sémen em 50-100 µL de Tris (formulado para sémen de touro) e 5 µL deste sémen diluído foram colocados numa lâmina Leja descartável de câmara dupla pré-aquecida e deixados assentar na fase de aquecimento mínimo (38° C) antes da análise.

Os seguintes parâmetros foram medidos: concentração (Conc.), percentagem de espermatozóides móveis (Mot), percentagem de espermatozóides com motilidade progressiva (PMot), velocidade média do percurso (VAP), velocidade da linha reta (VSL) (VSL, um/s VSL em µm/s é a velocidade média do caminho da cabeça do espermatozoide ao longo de uma linha reta de sua primeira à última posição), velocidade curvilínea (VCL) (VCL em µm/s é a velocidade média do caminho da cabeça do espermatozoide ao longo de sua trajetória real), amplitude do deslocamento lateral da cabeça (ALH em µm/s é o valor médio do movimento extremo de lado a lado da cabeça do espermatozoide em cada ciclo de batimento), frequência cruzada de batimento (BCF, Hz), retidão (STR, razão de VSL/VAP, (%)) e linearidade da trajetória curvilínea (LIN, (%), LIN é a razão entre VSL e VCL).

De acordo com o ponto de corte VAP baixo e o ponto de corte VAP médio, a população de espermatozóides foi adicionalmente dividida em quatro categorias: Rápida, Média, Lenta e Estática. Um mínimo de 200 espermatozóides de pelo menos duas gotas diferentes de cada amostra foram analisados de cada espécime. O número de objectos incorretamente identificados como espermatozóides foi removido manualmente e a análise final foi feita para cada amostra.

3.7 Atributos bioquímicos

3.7.1Separação do plasma seminal

Um ml de sémen de ejaculado fresco foi aliquotado imediatamente após a colheita. Este foi submetido a centrifugação a 4000 rpm durante 20 minutos a 4° C para separar o pellet de esperma e o plasma seminal. O plasma seminal foi armazenado a -80° C para análise posterior. **3.7.2 Ensaio de Peroxidação Lipídica (LPO)**

O nível de peroxidação lipídica dos espermatozóides foi medido através da determinação da produção de malonaldeído (MDA), utilizando ácido tiobarbitúrico (TBA) de acordo com o método de Buege e Aust (1978) e modificado por Suleiman *et al.* (1996).

Procedimento

As palhinhas foram cortadas e o sémen foi centrifugado a 3000 rpm durante 15 min e o plasma seminal foi removido. Em seguida, o pellet de espermatozóides foi ressuspendido em 2ml de PBS (pH 7,2) ou um volume variável para obter uma concentração de espermatozóides de $20X10^6$/ml. Os níveis de peróxido lipídico foram medidos nos espermatozóides após a adição de 2ml de reagente TBA-TCA (Anexo) (15% w/v TCA, 0,375% w/v TBA e 0,25 N HCL) a 1ml de suspensão de esperma. A mistura foi tratada num banho de água a ferver durante 1 hora. Após arrefecimento, a suspensão foi centrifugada a 3000rpm durante 10 min. O sobrenadante foi então separado e a absorvância foi medida a 535 nm. A concentração de MDA foi determinada pelo coeficiente de absorvância específico (1,56x 10^5 µmol/cm^3).

$$\text{MDA produced } (\mu\text{mol/ml}) = \frac{\text{OD} \times 10^6 \times \text{Total volume (3ml)}}{1.56 \times 10^5 \times \text{Test volume (1ml)}}$$

$$= \frac{\text{OD} \times 30}{1.56}$$

3.7.3Ensaio de estimativa do colesterol

O nível de colesterol do esperma foi estimado conforme descrito por Bligh e Dyer, (1959). Resumidamente, como se segue,

1. Um total de 100 milhões de espermatozóides lavados num frasco de 10 ml.

2. Os pellets de espermatozóides foram extraídos com 20 volumes de clorofórmio: metanol (1:1, v/v) e colocados em vértice durante 20 segundos.

3. Centrifugou-se a 800 g durante 5 minutos para separar o sobrenadante.

4. O sobrenadante foi evaporado até à secura sob gás nitrogénio e mantido a -20° C.

5. Na altura da estimativa, adicionou-se 0,5 ml de clorofórmio a cada frasco e o colesterol foi estimado por um kit de ensaio de colesterol.

3.7.4Ensaios bioquímicos

Uma alíquota de sémen de cada amostra foi centrifugada a 800 × g durante 10 min; os pellets de esperma foram separados e lavados por ressuspensão em PBS e recentrifugação (três vezes). Após a centrifugação final, 1 ml de água desionizada foi adicionado aos espermatozóides e os espermatozóides e o plasma seminal foram congelados e armazenados a -70OC até análise posterior. Os perfis antioxidantes como CAT, SOD, GSH, GSHRX, GSHPx e TAC, enzimas intracelulares como AST, ALT, atividade de LDH e proteína total foram estimados no plasma seminal e o colesterol total e o peróxido de lípidos foram estimados nos espermatozóides por um kit comercial disponível em amostras de sémen fresco. Perfis bioquímicos como AST, ALT, atividade de LDH e perfis antioxidantes como CAT, GSH, GSHRX, GSHPx, TAC foram estimados no plasma seminal e o peróxido lipídico e o colesterol total foram estimados nos espermatozóides na fase de pré-congelamento e pós-descongelamento da criopreservação do sémen com kits de ensaio disponíveis no mercado.

3.8 Ensaio de ligação à zona

Os espermatozóides de todos os três grupos de ejaculados de boa e má qualidade foram submetidos ao ensaio de ligação à zona heteróloga (oócito de búfalo) após congelamento-descongelamento (pós-descongelamento). A capacidade de ligação à zona dos espermatozóides de mithun foi avaliada de acordo com o método utilizado por Fazeli *et al.* (1993).

Colheita de ovários

Os ovários de búfalas sexualmente maduras foram colhidos em solução salina normal (anexo) estéril e refrigerada, suplementada com antibióticos, no matadouro local, imediatamente após o abate, e transferidos para o laboratório. Os ovários foram lavados 6 a 8 vezes com NSS fortificada com antibióticos.

Colheita de ovócitos

O fluido folicular dos folículos superficiais (>2 mm) dos ovários de búfala foi recolhido por aspiração com uma agulha de calibre 18 ligada a uma seringa de 5 ml contendo meio de colheita de oócitos (OCM, anexo). Os complexos cumulus-oócitos (COC) colhidos foram vertidos num tubo de centrifugação de 50 ml e mantidos sem perturbação durante meia hora numa incubadora CO_2 a 39° C, 5% CO_2 e 95% de humidade para permitir que os COC assentem. O sobrenadante foi decantado e os sedimentos que continham o COC foram vertidos numa grande placa de Petri quadrada com OCM.

Os oócitos com complexos cumulus-oócitos (COC) compactos, multicamadas e com citoplasma uniformemente granulado foram selecionados num microscópio estereoscópico e transferidos para outra placa de Petri contendo OCM. Os COC selecionados foram lavados 6 a 7 vezes com OCM e, finalmente, foram efectuadas 4 a 5 lavagens em meio de maturação de oócitos (OMM, anexo).

Maturação *in vitro* de oócitos

Os COCs foram cultivados em 50-100 µl (10-12 oócitos/gota) de meio de maturação sob óleo mineral em placas de Petri. Eles foram incubados a 39OC, 5% CO_2 e 95% de umidade por 24 h. Os óvulos foram avaliados quanto à maturação após 24 h sob microscópio de zoom estéreo com base em sua massa de células do cumulus expandida (Liu *et al.* 1991).

Capacitação de espermatozóides e inseminação *in vitro* de oócitos maduros

A capacitação dos espermatozóides foi realizada colocando-os em tubos eppendorf, cobertos com óleo mineral em 5% CO_2 e 95% de humidade usando TALP modificado (Anexo) como meio de capacitação. O sémen descongelado foi lavado para remover as células mortas usando um meio não capacitante (NCM). Os espermatozóides foram então lavados duas vezes com o espermatozoide TALP (Anexo) por centrifugação a 170 g durante 10 minutos. A suspensão de espermatozóides foi ressuspensa em TALP de fertilização (Anexo) e a concentração foi ajustada para 5 x 10^7 espermatozóides/ml. As alíquotas foram colocadas sob óleo mineral em tubo eppendorf em 5% CO_2 incubadora com 95% de umidade a 37OC por até 6 h. Após a maturação, os oócitos foram removidos por pipetagem suave com tubo capilar e transferidos em disco contendo TALP de fertilização seguido de lavagem 6 a 8 vezes em TALP de fertilização. Após a lavagem, 10 a 12 oócitos foram colocados em 50 µl de TALP de fertilização e 20 a 30 µl de espermatozóides capacitados foram adicionados a ele e co-incubados a 39° C, 5% CO_2 e 95% de umidade por 18 a 20 h na incubadora CO_2 . Para remover espermatozóides livres e frouxamente ligados à zona pelúcida, TALP de fertilização fresco foi adicionado às gotículas 6 a 7 h depois para lavagem e o processo foi repetido 2 a 3 vezes. Depois disso, as gotículas contendo oócitos e espermatozóides foram novamente transferidas para a incubadora CO_2 para o período restante de incubação.

Avaliação da ligação da zona espermática

Após 18 a 20 h de incubação, os oócitos penetrados foram lavados e processados para contar o número de espermatozóides ligados à zona pelúcida (índice de ligação) e o número de oócitos ligados aos espermatozóides (percentagem de ligação). Pelo menos 60 oócitos foram usados para estimar a ligação à zona pelúcida de cada grupo de espermatozóides descongelados.

3.9 Grupos experimentais

Foi recolhido um total de 50 ejaculados e os ejaculados foram classificados em boa (n=25) e má (n=25) qualidade com base na atividade da massa e na motilidade individual. Os ejaculados foram divididos em três grupos e divididos da seguinte forma

A. Ejaculados de boa qualidade

Grupo 1: Extensor de gema de ovo tris padrão

Grupo 2: 8% de LDL em tampão tris extensor

Grupo 3: LDL a 10% em tampão tris extensor

B. Ejaculados de má qualidade

Grupo 1: Extensor de gema de ovo tris padrão

Grupo 2: 8% de LDL em tampão tris extensor

Grupo 3: LDL a 10% em tampão tris extensor

Componentes	Grupo I	Grupo II	Grupo III
Tris (hidroximetil aminometano)	3,028 gm	3,028 gm	3,028 gm
Ácido cítrico	1,675 gm	1,675 gm	1,675 gm
Frutose	1.250gm	1.250gm	1.250gm
Glicerol (7%)	7ml	7ml	7ml
Gema de ovo (20%)	20 ml	0	0
LDL (g)	0	22	27.50
Sulfato de estreptomicina (μ/ml)	1000	1000	1000
Penicilina G de sódio (UI/ml)	1000	1000	1000
Copo duplo de água destilada (até)	100 ml	100 ml	100 ml

Os perfis seminais, bioquímicos, antioxidantes e os parâmetros CASA foram estudados na fase fresca, pré-congelação e pós-descongelação, tanto no sémen de boa como de má qualidade. Com base na motilidade pós-descongelamento, estes ejaculados foram também categorizados em sémen congelável e não congelável no controlo, 8% e 10% de LDL na preservação do sémen.

3.10 Extração de LDL da gema de ovo de galinha: A extração de LDL da gema de ovo de galinha foi feita tal como descrito por Moussa *et al.* (2002).

Protocolo para extração de proteínas de baixa densidade

1) Separação da gema de ovo

a. A casca do ovo foi limpa com álcool a 70% e papel de cozinha.

b. Partiu-se o ovo manualmente e separou-se a clara da gema; coar a clara para um copo.

c. Colocar a gema de ovo num filtro (filtros circulares Whatman) e enrolar cuidadosamente a gema no filtro para remover a albumina restante (clara de ovo) e as chalazas.

d. Dobrar um filtro separado ao meio duas vezes para formar uma ponta pontiaguda; perfurar a membrana vitelina (gema) com a ponta do filtro; deixar escorrer a gema para um copo, mantendo a membrana no filtro.

2) Isolamento do plasma da gema de ovo

a. Diluir a gema 1:2 (w/w) com solução salina isotónica (cloreto de sódio 0,17 M).

b. Agitar a solução num agitador magnético durante 1 hora à temperatura ambiente.

c. Centrifugar a solução a 10 000 × g durante 45 minutos a 10° C.

d. Recuperar o sobrenadante e eliminar os grânulos (pellet).

e. Centrifugar o sobrenadante a 10.000 × g durante 45 minutos a 10OC.

f Plasma vitelino recuperado (sobrenadante) e grânulos eliminados (pellet).

3) Precipitação de livetinas

a. Trabalhou a 4 oc.

b. Misturar o plasma vitelino com sulfato de amónio até obter uma solução saturada a 40%; equivalente a 23,3 g $(NH_4)_2SO_4$/100 ml de plasma vitelino.

c. Ajustar o pH a 8,7 com NaOH ou HCl 1M.

d. Agitar a mistura num agitador magnético durante 1hat4 oc.

e. Centrifugar a mistura a 10 000 × g durante 45 minutos a 4° C.

f Eliminar as Iivetinas (pellet) e manter o sobrenadante.

4) Diálise - Eliminação do sulfato de amónio

a. Enchimento do sobrenadante numa membrana de diálise de celulose (Spectra/Por 12-14 kD); extremidades bem fechadas.

b. Dialisar em água destilada durante um mínimo de 21 h; mudar frequentemente de água.

5) Purificação de LDL

a. Centrifugar a solução a 10 000 × g durante 45 minutos a 4 °C.

b. Resíduo flutuante rico em LDL recolhido (camada superior)

6) Determinação do peso seco

a. Utilizar 1 a 1,5 g de LDL e secar durante 48 h a 100 °C numa estufa.

b. Calcular a percentagem de perda de água.

c. Cálculo da quantidade de água no resíduo de LDL obtido.

7) Preparação do extensor de LDL

O extensor para os grupos de tratamento utilizados neste estudo foi composto da seguinte forma: 2,42 g de Tris, 1,48 g de ácido cítrico, 1,00 g de frutose, 6,6 ml de glicerol, 25 mg de gentamicina, 50.000 UI de penicilina e diferentes concentrações de LDL (matéria seca) (8% ou 10%, p/v) em 100 ml de água desionizada. O diluente para o controlo diferia dos grupos de tratamento, substituindo o LDL por 20% de gema de ovo.

8) 11 Análise estatística:

Os resultados foram analisados estatisticamente e expressos como média ± S.E.M. As médias foram analisadas através de uma análise de variância (ANOVA), seguida do teste post hoc de Tukey para determinar diferenças significativas entre os três grupos experimentais, ou seja, com 8% de LDL, 10% de LDL e controlo, tanto no sémen de boa como de má qualidade, na fase de pré-congelação e pós-descongelação da preservação do sémen, relativamente aos parâmetros espermáticos, perfis bioquímicos e antioxidantes, utilizando o programa informático SPSS/PC (versão 15.0; SPSS, Chicago, IL). As diferenças com valores de $P < 0,05$ foram consideradas estatisticamente significativas após a transformação de arcsine de dados percentuais usando o SPSS 15. Do mesmo modo, a diferença significativa entre as amostras de sémen boas e más e entre as amostras de sémen congeladas e não congeladas foi avaliada pelo teste t de Student, utilizando o programa informático SPSS/PC (versão 15.0; SPSS, Chicago, IL).

Capítulo 4

RESULTADOS

4.1 Atributos físico-morfológicos do sémen fresco

4.1.1Cor e consistência

A cor dos ejaculados variou de branco cremoso no sémen de boa qualidade a branco aguado nos ejaculados de má qualidade (Tabela 2).

4.1.2Volume

O volume (mL) do ejaculado foi significativamente ($p<0,05$) maior nos ejaculados de boa qualidade ($1,91 \pm 0,78$) do que nos ejaculados de má qualidade ($1,35 \pm 0,71$) (Tabela 2).

4.1.3Atividade em massa

A atividade de massa (escala de 0 a 5) do ejaculado foi significativamente ($p<0,05$) mais elevada em ejaculados de boa qualidade ($3,18\pm0,70$) do que em ejaculados de má qualidade ($2,15\pm0,45$) (Tabela 2).

4.1.4Concentração de espermatozóides

A concentração de espermatozóides ($x10^6$/ml) do ejaculado foi significativamente ($p<0,05$) maior em ejaculados de boa qualidade ($623,04 \pm 7,59$) do que em ejaculados de má qualidade ($509,93 \pm 6,51$) (Tabela 2).

4.1.5Percentagem de motilidade individual

A porcentagem de motilidade individual dos espermatozóides foi significativamente ($p< 0,05$) maior em ejaculados de boa qualidade ($81,44 \pm 2,07$) do que em ejaculados de má qualidade ($57,28 \pm 1,31$) (Tabela 2).

4.1.6Percentagem de espermatozóides vivos

A porcentagem de espermatozóides vivos do ejaculado foi significativamente ($p< 0,05$) maior em ejaculados de boa qualidade ($84,65 \pm 2,17$) do que em ejaculados de má qualidade ($63,37 \pm 1,89$) (Tabela 2).

4.1.7Percentagem de espermatozóides anormais

A porcentagem de espermatozóides anormais no ejaculado foi significativamente ($p<0,05$) menor em ejaculados de boa qualidade ($7,15 \pm 1,13$) do que em ejaculados de má qualidade ($16,16 \pm 1,74$)

(Tabela 2).

4.1.8Percentagem de integridade acrossomal

A porcentagem de integridade acrossomal dos espermatozóides foi significativamente ($p<0,05$) maior em ejaculados de boa qualidade (88,68 ± 2,25) do que em ejaculados de má qualidade (68,86 ± 1,96) (Tabela 2).

4.1.9Percentagem de integridade da membrana plasmática

A porcentagem de integridade da membrana plasmática (espermatozóides HOST positivos) dos espermatozóides foi significativamente ($p< 0,05$) maior em ejaculados de boa qualidade (86,66 ± 2,25) do que em ejaculados de má qualidade (65,31 ± 1,91) (Tabela 2).

4.1.10 Percentagem de integridade nuclear

A porcentagem de integridade nuclear dos espermatozóides do ejaculado foi significativamente ($p<0,05$) maior em ejaculados de boa qualidade (86,72 ± 2,22) do que em ejaculados de má qualidade (66,13 ± 1,75) (Tabela 2).

4.1.11 Concentração de iões de hidrogénio (pH) do sémen

O pH do ejaculado foi significativamente ($p<0,05$) mais elevado nos ejaculados de má qualidade (7,10 ± 0,42) do que nos ejaculados de boa qualidade (6,92 ± 0,36) (Tabela 2).

4.2 Análise de esperma assistida por computador (CASA) de sémen fresco

Parâmetros de motilidade, tais como motilidade progressiva para a frente (FPM), motilidade não progressiva (NPM), motilidade total (TM) e esperma estático (SM) e parâmetros de velocidade, tais como velocidade curvilínea (VCL) (μm/sec), velocidade em linha reta (VSL) (μm/sec), velocidade média do caminho (VAP) (μm^ec), linearidade (LIN) (%), retidão (STR) (%), oscilação (WOB) (%), amplitude do deslocamento lateral da cabeça (ALH) (μm) e frequência de batimento / cruzamento (BCF) (Hz) foram medidos com o analisador de esperma assistido por computador (CASA). Estes parâmetros no ejaculado de boa qualidade foram 60,63 ± 2,55, 17,98 ± 2,11, 78,62 ± 2,16, 21,38 ± 2,28, 186,13 ± 4,31, 89,32 ± 2,72, 114,64 ± 3,85, 48,17 ± 0,95, 78,25 ± 1,75, 61,48 ± 1,29, 8,61 ± 1,18 e 28,26 ± 1.35 e os valores correspondentes para o sémen de má qualidade foram 31,50 ± 2,16, 20,38 ± 1,86, 51,88 ± 1,62, 48,12 ± 1,88, 126,86 ± 3,75, 53,36 ± 2,44, 85,15 ± 2,67, 42,26 ± 1,59, 62,63 ± 1,68, 67,26 ± 1,51, 4,54 ± 1,26 e 21,14 ± 1,22, respetivamente. A percentagem de motilidade total e a motilidade progressiva dos espermatozóides foram significativamente ($p<0,05$) mais elevadas no sémen de boa qualidade do que no sémen de má qualidade e a motilidade não progressiva e os espermatozóides estáticos foram mais elevados no sémen de má qualidade do que no sémen de boa qualidade. Da mesma forma, os parâmetros de velocidade foram significativamente ($p<0,05$) mais elevados no sémen de boa qualidade (Tabela 3).

4.3 Atributos bioquímicos do sémen fresco

4.3.1 Aspartato aminotransferase (AST), Alanina aminotransferase (ALT) e ácido lático desidrogenase (LDH)

A atividade média de AST e ALT (µ mole/litro) para sémen de boa qualidade foi de 80,55 ± 1,64 e 13,54 ± 1,26 e para sémen de má qualidade foi de 89,66 ± 3,42 e 18,39 ± 1,14, respetivamente (Tabela 4). A atividade da AST e ALT foi significativamente ($p<0,05$) mais baixa nos ejaculados de boa qualidade do que nos de má qualidade. A atividade da LDH (U/L) foi significativamente ($p<0,05$) mais elevada nos ejaculados de boa qualidade (306,57 ± 4,41) do que nos de má qualidade (237,88 ± 6,88) (Tabela 4).

4.3.2 Proteína total do plasma seminal

A concentração média de proteína total do plasma seminal (g/dl) para o sémen de boa qualidade foi de 8,28 ± 0,95 e para o sémen de má qualidade foi de 6,58 ± 0,90 (Tabela 4). Foi significativamente ($p<0,05$) maior em ejaculados de boa qualidade do que em ejaculados de má qualidade.

4.4 Atributos antioxidantes no sémen fresco

4.4.1 Glutatião (GSH), glutatião peroxidase (GSHPx), glutatião redutase (GSHRx), catalase (CAT) e capacidade antioxidante total (TAC)

A concentração média de GSH (µmol/ml), GSHPx (U/ml) e GSHRx (U/ml) para o sémen de boa qualidade foi de 31,70 ± 2,17, 7,11 ± 1,07 e 146,61 ± 3,88 e para o sémen de má qualidade foi de 23,20 ± 1,67, 4,86 ± 0,91 e 119,52 ± 3,73, respetivamente (Tabela 5). A concentração média de CAT (µg/ml) e TAC (equivalentes de Trolox µmol/L) para sémen de boa qualidade foi de 2,15 ± 0,74 e 274,52 ± 4,81 e para má qualidade foi de 1,22 ± 0,48 e 198,11 ± 3,12, respetivamente (Tabela 5). Os valores de GSH, GSHPx, GSHRx CAT e TAC do ejaculado foram significativamente ($p<0,05$) mais elevados nos ejaculados de boa qualidade do que nos de má qualidade.

4.4.2 Colesterol total e produção de peróxido de lípidos (LPO)

A concentração média de colesterol total (mg/dl) e LPO (µmol/ml) para sêmen de boa qualidade foi de 99,16 ± 4,81 e 3,16 ± 0,65 e para sêmen de má qualidade foi de 73,40 ± 4,36 e 6,64 ± 1,08, respetivamente (Tabela 5). A concentração de colesterol total foi significativamente ($p<0,05$) mais elevada nos ejaculados de boa qualidade do que nos de má qualidade. A concentração de LPO foi significativamente ($p< 0,05$) menor nos ejaculados de boa qualidade do que nos de má qualidade.

4.5 Atributos físico-morfológicos do sémen pré-congelado

No estado de pré-congelação, foram medidos e apresentados os atributos físico-morfológicos do sémen, tais como a percentagem de motilidade individual, a vivacidade, a anomalia total dos espermatozóides, a integridade acrosomal, a integridade nuclear, a integridade da membrana plasmática por HOST, os parâmetros de mobilidade e velocidade medidos por CASA, os parâmetros bioquímicos, tais como AST, ALT, LDH, a concentração de colesterol, a proteína total do plasma seminal, os perfis antioxidantes, tais como GSH, GSHPx, GSHRx, CAT, TAC e LPO (MDA).

4.5.1 Percentagem de motilidade individual

A percentagem média de motilidade individual dos espermatozóides para Gr I, Gr II e Gr III no sémen de boa qualidade foi de 66,8 ± 2,52, 73,28 ± 2,86 e 69,56 ± 2,16 e o valor correspondente para o sémen de má qualidade foi de 45,48 ± 2,10, 50,6 ± 2,36 e 48,12 ± 1,99, respetivamente. A análise de variância deste parâmetro revelou uma diferença significativa ($p<0,05$) entre os três grupos, tanto nos ejaculados de boa como de má qualidade. O Gr II (8% LDL) apresentou uma motilidade individual significativamente ($p<0,05$) mais elevada do que os outros dois grupos, tanto no sémen de boa como no de má qualidade (Tabela 6).

4.5.2 Percentagem de espermatozóides vivos

A percentagem de espermatozóides vivos para Gr I, Gr II e Gr III no sémen de boa qualidade foi de 70,64 ± 2,46, 77,04 ± 2,17 e 73,96 ± 2,38 e o valor correspondente para o sémen de má qualidade foi de 50,40 ± 2,38, 55,8 ± 2,24 e 51,84 ± 2,17, respetivamente. A análise de variância deste parâmetro revelou uma diferença significativa ($p<0,05$) entre os três grupos, tanto nos ejaculados com sémen de boa como de má qualidade. O Gr II (8% LDL) apresentou uma percentagem de espermatozóides vivos significativamente ($p<0,05$) mais elevada do que os outros dois grupos, tanto no sémen de boa como no de má qualidade (Tabela 6).

4.5.3 Percentagem de espermatozóides anormais

A média da percentagem total de espermatozóides morfológicos anormais para Gr I, Gr II e Gr III no sémen de boa qualidade foi de 12,2 ± 2,38, 9,2 ± 1,41 e 10,2 ± 1,69 e o valor correspondente para o sémen de má qualidade foi de 22,84 ± 2,15, 20,52 ± 1,82 e 23,12 ± 1,76, respetivamente. A análise de variância deste parâmetro revelou uma diferença significativa ($p<0,05$) entre os três grupos, tanto nos ejaculados com sémen de boa como de má qualidade. O Gr II (8% LDL) tem uma percentagem de espermatozóides anormais totais significativamente ($p<0,05$) mais baixa do que os outros dois grupos, tanto no sémen de boa como no de má qualidade (Tabela 6).

4.5.4Percentagem de integridade acrossomal

A percentagem média de integridade acrossomal dos espermatozóides para Gr I, Gr II e Gr III no sémen de boa qualidade foi de 74,96 ± 2,65, 83,16 ± 2,23 e 78,24 ± 2,42 e o valor correspondente para o sémen de má qualidade foi de 53,84 ± 2,24, 57,32 ± 2,19 e 53,8 ± 2,43, respetivamente. A análise de variância deste parâmetro revelou uma diferença significativa ($p<0,05$) entre os três grupos, tanto nos ejaculados com sémen de boa como de má qualidade. Destes, o Gr II (8% LDL) tem uma integridade acrossomal significativamente ($p<0,05$) mais elevada do que os outros dois grupos, tanto no sémen de boa como no de má qualidade (Tabela 6).

4.5.5Percentagem de integridade da membrana plasmática

A média da porcentagem de integridade da membrana plasmática dos espermatozóides para Gr I, Gr II e Gr III em sêmen de boa qualidade foi 73,68 ± 2,29, 79,48 ± 2,34 e 75,84 ± 2,24 e o valor correspondente para sêmen de má qualidade foi 52,40 ± 2,45, 58,92 ± 1,29 e 54,28 ± 1,93, respetivamente.

A análise de variância deste parâmetro revelou uma diferença significativa ($p<0,05$) entre os três grupos, tanto nos ejaculados de sémen de boa como de má qualidade. Destes três grupos, o Gr II (8% LDL) tem uma integridade da membrana plasmática significativamente ($p<0,05$) mais elevada do que os outros dois grupos, tanto no sémen de boa como no de má qualidade (Tabela 6).

4.5.6Percentagem de integridade nuclear

A média da porcentagem de integridade nuclear dos espermatozóides para Gr I, Gr II e Gr III em sêmen de boa qualidade foi 77,6 ± 2,36, 84,88 ± 2,21 e 80,32 ± 2,48 e o valor correspondente para sêmen de má qualidade foi 54,64 ± 2,32, 60,92 ± 2,34 e 55,28 ± 2,63 respetivamente. A análise de variância deste parâmetro revelou uma diferença significativa ($p<0,05$) entre os três grupos, tanto nos ejaculados de sémen de boa como de má qualidade. Destes três grupos, o Gr II (8% LDL) tem uma integridade nuclear significativamente ($p<0,05$) mais elevada do que os outros dois grupos, tanto no sémen de boa como no de má qualidade (Tabela 6).

4.6 Análise de esperma assistida por computador (CASA) de sémen pré-congelado

A análise de variância destes parâmetros CASA revelou uma diferença significativa ($p<0,05$) entre os três grupos experimentais, a *saber*, Gr I, Gr II e Gr III, tanto no sémen de boa como no de má qualidade, relativamente a todas as caraterísticas mencionadas no sémen fresco. Destes três grupos, o Gr II tem valores significativamente ($p< 0,05$) mais elevados do que os outros dois grupos, tanto no sémen de boa como no de má qualidade (Tabela 7).

4.7 Atributos bioquímicos do sémen pré-congelado

4.7.1 Aspartato aminotransferase (AST), Alanina aminotransferase (ALT) e ácido lático desidrogenase (LDH)

Os valores médios de AST (*μ* mole/litro) e ALT (μ mole/litro) para Gr I, Gr II e Gr III em sémen de boa qualidade foram 157,34 ± 4,20, 128,15 ± 3,89 & 147,42 ± 4,08 e 26,11 ± 1,60, 20,70 ± 1.76 & 23.84 ± 1.81 e o valor correspondente para o sémen de má qualidade foi 193.72 ± 5.22, 175.86 ± 4.61 & 184.39 ± 6.48 e 39.12 ± 2.21, 30.61 ± 1.79 & 38.00 ± 2.53 respetivamente. A análise de variância deste parâmetro revelou uma diferença significativa ($p<0,05$) entre os três grupos, tanto nos ejaculados com sémen de boa como de má qualidade. Destes três grupos, o Gr II (8% LDL) tem valores de AST e ALT significativamente ($p<0,05$) mais baixos do que os outros dois grupos, tanto no sémen de boa como no de má qualidade (Tabela 8).

A LDH média (IUZLitro) do sémen para o Gr I, Gr II e Gr III no sémen de boa qualidade foi de 593,83 ± 5,43, 432,25 ± 5,26 e 519,76 ± 6,18 e o valor correspondente para o sémen de má qualidade foi de 469,58 ± 6,34, 416,38 ± 9,76 e 440,27 ± 8,56, respetivamente. A análise de variância deste parâmetro revelou uma diferença significativa ($p<0,05$) entre os três grupos, tanto nos ejaculados de sémen de boa como de má qualidade. Destes três grupos, o Gr II (8% LDL) tem uma concentração de LDH significativamente ($p< 0,05$) mais baixa do que os outros dois grupos, tanto no sémen de boa como no de má qualidade (Tabela 8).

4.8 Atributos antioxidantes do sémen pré-congelado

4.8.1 Glutatião (GSH), glutatião peroxidase (GSHPx) e glutatião redutase (GSHRx)

A concentração média de GSH (μmol/ml), GSHPx (U/ml) e GSHRx (U/ml) para Gr I, Gr II e Gr III em sémen de boa qualidade foi de 17,35 ± 1,35, 24,78 ± 1,20, & 20,32 ± 0,95, 3,17 ± 0,85, 5,58 ± 1,17 & 3,82 ± 0,78 e 91,14 ± 1,69, 116.68 ± 1.92 & 95.56 ± 1.88 e o valor correspondente para sémen de má qualidade foi 11.41 ± 0.99, 14.92 ± 1.11 & 12.99 ± 1.21, 1.99 ± 0.80, 3.48 ± 0.95 & 2.53 ± 0.89 e 58.62 ± 1.22, 75.66 ± 1.73 & 63.57 ± 1.69 respetivamente. A análise destes parâmetros revelou uma diferença significativa ($p<0,05$) entre os três grupos, tanto nos ejaculados com sémen de boa como de má qualidade. Destes três grupos, o Gr II (8% LDL) tem valores significativamente ($p< 0,05$) mais elevados, seguido do Gr III (10% LDL) e do grupo de controlo não tratado, tanto nos ejaculados de boa como de má qualidade (Tabela 9).

4.8.2 Catalase (CAT) e Atividade Antioxidante Total (TAC)

A concentração média de CAT (μg/ml) e TAC (μmol/L) para Gr I, Gr II e Gr III em sémen de boa qualidade foi de 1,02 ± 0,35, 1,78 ± 0,66 & 1,11 ± 0,59 e 185,62 ± 2,70, 223,31 ± 3.14 & 199.25 ± 2.32 e o valor correspondente para o sémen de má qualidade foi 0.75 ± 0.21, 0.94 ± 0.40 & 0.79 ± 0.25 e 128.14 ± 2.95, 152.28 ± 2.76 & 136.45 ± 1.70 respetivamente. A análise destes parâmetros revelou uma diferença significativa (p<0,05) entre os três grupos, tanto nos ejaculados com sémen de boa como de má qualidade. Destes três grupos, o Gr II (8% LDL) tem valores significativamente (p<0,05) mais elevados, seguido do Gr III (10% LDL) e do grupo de controlo não tratado, tanto nos ejaculados de boa como de má qualidade (Tabela 9).

4.8.3Colesterol total (CT) e produção de peróxido lipídico (LPO)

A concentração média de CT (μg/10^8 esperma) e LPO (μmol/ml) para Gr I, Gr II e Gr III em sémen de boa qualidade foi de 13,26 ± 1,54, 18,24 ± 1,51 e 14,47 ± 1,41 e 6,26 ± 1,14, 4.85 ± 0,80 e 6,21 ± 0,93 e o valor correspondente para o sémen de má qualidade foi de 8,47 ± 1,36, 13,28 ± 1,55 e 9,16 ± 1,45 e 7,66 ± 0,92, 6,11 ± 0,76 e 8,15 ± 0,90, respetivamente. A análise destes parâmetros revelou uma diferença significativa (p<0,05) entre os três grupos, tanto nos ejaculados com sémen de boa como de má qualidade. Destes três grupos, o Gr II (8% LDL) tem significativamente (p< 0,05) maior CT seguido do Gr III (LDL 10%) e do grupo de controlo não tratado em ambos os ejaculados de boa e má qualidade, enquanto a produção de LPO foi mais elevada no controlo não tratado seguido do Gr III (LDL 10%) e do Gr II (8% LDL) (Quadro 9).

4.9 Atributos seminais físico - morfológicos no sémen pós - descongelado

No presente estudo, 9 ejaculados de 25 (36%) ejaculados de sémen de boa qualidade revelaram-se não congeláveis e 3 ejaculados de 25 (12%) ejaculados de sémen de má qualidade apresentaram motilidade pós-descongelamento de 40% ou mais e tornaram-se sémen congelável.

Os atributos físico-morfológicos do sémen, como a percentagem de motilidade individual, a vivacidade, a anomalia total dos espermatozóides, a integridade acrossomal, a integridade nuclear, a integridade da membrana plasmática por HOST, os parâmetros de mobilidade e velocidade medidos por CASA, os parâmetros bioquímicos como AST, ALT, LDH, a concentração de colesterol, a proteína total do plasma seminal, os perfis antioxidantes como GSH, GSHPx, GSHRx, CAT, TAC e LPO (MDA) foram medidos na fase pós-descongelamento da preservação do sémen e apresentados.

4.9.1Percentagem de motilidade individual

A média da porcentagem de motilidade individual dos espermatozóides para Gr I, Gr II e Gr III em sêmen de boa qualidade foi 42,12 ± 1,96, 47,52 ± 1,68 e 43,73 ± 1,71 e o valor correspondente para sêmen de má qualidade foi 30,36 ± 1,77, 35,18 ± 1,84 e 31,84 ± 1,65 respetivamente. A análise de variância deste parâmetro revelou uma diferença significativa (p<0,05) entre os três grupos, tanto nos ejaculados com sémen de boa como de má qualidade. Destes três grupos, o Gr II (8%LDL) tem uma motilidade individual significativamente ($p<0,05$) mais elevada do que os outros dois grupos, tanto no sémen de boa como no de má qualidade (Tabela 10). Da mesma forma, nos ejaculados congeláveis, a percentagem da motilidade pós-descongelamento dos espermatozóides no Gr I, Gr II e Gr III foi de 44,25 ± 1,76, 46,75 ± 1,87 e 43,72 ± 1,65 e o valor correspondente para ejaculados não congeláveis foi de 32,47 ± 2,12, 34,41 ± 1,46 e 31,84 ± 1,77, respetivamente, nos três grupos experimentais. A análise de variância revelou que houve uma diferença significativa ($p<0,05$) entre os três grupos nos ejaculados congeláveis e não congeláveis. Destes três grupos, o Gr II (8% LDL) revelou uma motilidade individual significativamente maior dos espermatozóides ($p< 0,05$) do que os outros dois grupos (Tabela 11).

4.9.2 Percentagem de espermatozóides vivos

A percentagem média de espermatozóides vivos para Gr I, Gr II e Gr III no sémen de boa qualidade foi de 54,96 ± 2,21, 59,75 ± 2,48 e 52,52 ± 2,23 e o valor correspondente para o sémen de má qualidade foi de 37,44 ± 1,97, 40,58 ± 1,60 e 35,26 ± 1,28, respetivamente. A análise de variância deste parâmetro revelou uma diferença significativa ($p<0,05$) entre os três grupos, tanto nos ejaculados com sémen de boa como de má qualidade. Destes três grupos, o Gr II (8% LDL) tem uma percentagem de espermatozóides vivos significativamente ($p<0,05$) mais elevada do que os outros dois grupos, tanto no sémen de boa como no de má qualidade (Tabela 10). Da mesma forma, nos ejaculados congeláveis, a porcentagem de espermatozóides vivos pós-descongelamento no Gr I, Gr II e Gr III foi de 57,63 ± 2,24, 58,32 ± 2,53 e 52,52 ± 2,38 e o valor correspondente para ejaculados não congeláveis foi de 40,53 ± 2,61, 39,54 ± 1,32 e 35,06 ± 1,26, respetivamente, nesses três grupos experimentais. A análise de variância revelou que houve uma diferença significativa ($p<0,05$) entre os três grupos nos ejaculados congeláveis e não congeláveis. Destes três grupos, o Gr II (8% LDL) revelou maior vivacidade pós-descongelamento ($p< 0,05$) do que os outros dois grupos (Tabela 11).

4.9.3 Percentagem de espermatozóides anormais

A média da percentagem total de espermatozóides morfológicos anormais para Gr I, Gr II e Gr III no sémen de boa qualidade foi de 20,86 ± 1,54, 15,91 ± 1,35 e 18,30 ± 1,28 e o valor correspondente para o sémen de má qualidade foi de 27,53 ± 1,26, 23,36 ± 1,75 e 25,23 ± 0,91, respetivamente. A análise de variância deste parâmetro revelou uma diferença significativa ($p<0,05$) entre os três grupos, tanto nos ejaculados com sémen de boa como de má qualidade. Destes três grupos, o Gr II (8% LDL) tem significativamente ($p< 0,05$) menos espermatozóides anormais totais por cento do que os outros dois grupos, tanto no sémen de boa como no de má qualidade (Tabela 10). Da mesma forma, nos ejaculados congeláveis, a porcentagem total de espermatozóides anormais pós-descongelamento no Gr I, Gr II e Gr III foi de 20,14 ± 1,13, 16,54 ± 1,53 e 18,30 ± 1,38 e o valor correspondente para ejaculados não congeláveis foi de 26,15 ± 1,65, 23,57 ± 1,22 e 25,23 ± 0,91, respetivamente, em três grupos experimentais. A análise de variância revelou que houve uma diferença significativa ($p<0,05$) entre os três grupos nos ejaculados congeláveis e não congeláveis. Destes três grupos, o Gr II (8% LDL) revelou menor anormalidade espermática total ($p< 0,05$) do que os outros dois grupos (Tabela 11).

4.9.4 Percentagem de integridade acrossomal

A percentagem média de integridade acrossomal dos espermatozóides para Gr I, Gr II e Gr III no sémen de boa qualidade foi de 58,82 ± 2,34, 66,20 ± 2,25 e 58,18 ± 2,19 e o valor correspondente para o sémen de má qualidade foi de 46,68 ± 1,54, 51,26 ± 1,35 e 42,57 ± 1,43, respetivamente. A análise de variância deste parâmetro revelou uma diferença significativa ($p<0,05$) entre os três grupos, tanto nos ejaculados com sémen de boa como de má qualidade. Destes três grupos, o Gr II (8% LDL) tem uma integridade acrosomal significativamente ($p<0,05$) mais elevada do que os outros dois grupos, tanto no sémen de boa como no de má qualidade (Tabela 10). Da mesma forma, a percentagem de integridade acrossomal dos espermatozóides dos três grupos em ejaculados congeláveis foi de 61,69 ± 2,12, 64,66 ± 2,45 e 58,28 ± 1,96 e o valor correspondente para ejaculados não congeláveis foi de 48,59 ± 1,56, 50,96 ± 1,48 e 42,57 ± 1,18, respetivamente. A análise de variância revelou que houve uma diferença significativa ($p<0,05$)

diferença entre os três grupos em ejaculados congeláveis e não congeláveis. Dos três grupos, o Gr II (8% LDL) revelou maior integridade acrossomal do que os outros dois grupos (Tabela 11).

4.9.5 Percentagem de integridade da membrana plasmática

A média da porcentagem da integridade da membrana plasmática dos espermatozóides para Gr I, Gr II e Gr III no sêmen de boa qualidade foi de 54,64 ± 2,11, 63,58 ± 1,83 e 53,46 ± 2,25 e o valor correspondente para o sêmen de má qualidade foi de 40,41 ± 1,85, 43,34 ± 1,16 e 40,16 ± 1,62, respetivamente. A análise de variância deste parâmetro revelou uma diferença significativa ($p<0,05$) entre os três grupos, tanto nos ejaculados com sémen de boa como de má qualidade. Destes três grupos, o Gr II (8% LDL) tem uma integridade da membrana plasmática significativamente ($p<0,05$) mais elevada do que os outros dois grupos, tanto no sémen de boa como no de má qualidade (Quadro 10). Da mesma forma, a percentagem de integridade da membrana plasmática dos espermatozóides dos três grupos em ejaculados congeláveis foi 56,75 ± 1,87, 61,49 ± 2,66 e 53,46 ± 2,25 e o valor correspondente para ejaculados não congeláveis foi 43,18 ± 2,34, 43,32 ± 1,27 e 40,06 ± 1,62, respetivamente. A análise de variância revelou que houve uma diferença significativa ($p<0,05$) entre os três grupos nos ejaculados congeláveis e não congeláveis. Dos três grupos, o Gr II (8% LDL) revelou maior integridade da membrana plasmática ($p< 0,05$) do que os outros dois grupos (Tabela

11).

4.9.6Percentagem de integridade nuclear

A média da percentagem de integridade nuclear dos espermatozóides para Gr I, Gr II e Gr III no sémen de boa qualidade foi de 66,99 ± 1,56, 74,91 ± 1,60 e 69,88 ± 2,15 e o valor correspondente para o sémen de má qualidade foi de 45,16 ± 1,76, 52,13 ± 1,29 e 43,77 ± 1,48 respetivamente. A análise de variância deste parâmetro revelou uma diferença significativa (p<0,05) entre os três grupos, tanto nos ejaculados de sémen de boa como de má qualidade. Destes três grupos, o Gr II (8% LDL) tem uma integridade nuclear significativamente (p<0,05) mais elevada do que os outros dois grupos, tanto no sémen de boa como no de má qualidade (Quadro 10). Da mesma forma, a percentagem de integridade nuclear dos espermatozóides dos três grupos em ejaculados congeláveis foi de 68,16 ± 1,42, 72,65 ± 2,58 e 69,88 ± 2,15 e o valor correspondente para ejaculados não congeláveis foi de 50,43 ± 3,18, 51,91 ± 1,45 e 43,77 ± 1,23, respetivamente. A análise de variância revelou que houve uma diferença significativa (p<0,05) entre os três grupos nos ejaculados congeláveis e não congeláveis. Dos três grupos, o Gr II (8% LDL) revelou maior integridade nuclear dos espermatozóides (p< 0,05) do que os outros dois grupos (Tabela 11).

4.10 Análise de esperma assistida por computador (CASA) de sémen pós-descongelamento

A análise de variância dos parâmetros CASA revelou uma diferença significativa (p<0,05) entre estes três grupos experimentais, a *saber*, Gr I, Gr II e Gr III, tanto no sémen de boa como no de má qualidade, relativamente a todas as caraterísticas mencionadas no sémen fresco. Destes três grupos, o Gr II (8% LDL) tem valores significativamente (p<0,05) mais elevados do que os outros dois grupos, tanto no sémen de boa como no de má qualidade (Tabela 12). Do mesmo modo, nos ejaculados congeláveis e não congeláveis, os três grupos experimentais diferiram significativamente (p<0,05). Dos três grupos, o Gr II (8% LDL) revelou valores mais elevados dos parâmetros CASA (p<0,05) do que os outros dois grupos (Tabela 13).

4.11 Atributos bioquímicos do sémen pós-descongelação

4.11.1 Aspartato aminotransferase (AST) e Alanina aminotransferase (ALT)

O valor médio de AST (μ mole/litro) e ALT (μ mole/litro) do sémen para Gr I, Gr II e Gr III em sémen de boa qualidade foi de 280,57 ± 6,21, 236,43 ± 5,60 e 282,95 ± 5,13 e 51,77 ± 2,26, 44.16 ± 2,38 & 49,86 ± 1,44 e o valor correspondente para o sémen de má qualidade foi 386,25 ± 5,82, 355,95 ± 5,76 & 380,51 ± 8,12 e 75,47 ± 2,48, 58,26 ± 1,79 & 81,33 ± 1,84 respetivamente. A análise de variância deste parâmetro revelou uma diferença significativa (p<0,05) entre os três grupos, tanto nos ejaculados de boa como de má qualidade. Destes três grupos, o Gr II (8% LDL) tem valores de AST e ALT significativamente ($p<0,05$) mais baixos do que os outros dois grupos, tanto no sémen de boa como no de má qualidade (Tabela 14). Da mesma forma, o valor de *AST* (µ mole/litro) *e ALT* (µ mole/litro) em ejaculados congeláveis foi de 272,15 ± 6,31, 248,04 ± 5,89 e 282,95 ± 5,23 e 49,61 ± 1,88, 45,88 ± 2,29 e 49.99 ± 2.14 e o valor correspondente para ejaculados não congeláveis foi 363.32 ± 7.45, 364.27 ± 5.32 & 380.51 ± 8.12 e 70.40 ± 3.24, 58.74 ±1.68 & 81.36± 1.73 respetivamente. A análise de variância revelou que havia uma diferença significativa ($p<0,05$) entre os três grupos em ejaculados congeláveis e não congeláveis. Dos três grupos, o Gr II (8% LDL) revelou valores mais baixos de AST e ALT ($p< 0,05$) do que os outros dois grupos (Tabela 15).

4.11.2 Desidrogenase do ácido lático (LDH)

A LDH média (IUZLitro) do sémen para o Gr I, Gr II e Gr III no sémen de boa qualidade foi de 829,24 ± 3,89, 726,44 ± 3,67 e 895,67 ± 4,31 e o valor correspondente para o sémen de má qualidade foi de 918,93 ± 4,57, 839,73 ± 6,62 e 887,22 ± 4,43, respetivamente. A análise de variância deste parâmetro revelou uma diferença significativa ($p<0,05$) entre os três grupos, tanto nos ejaculados com sémen de boa como de má qualidade. Destes três grupos, o Gr II (8% LDL) tem uma concentração de LDH significativamente ($p<0,05$) mais baixa do que os outros dois grupos, tanto no sémen de boa como no de má qualidade (Tabela 14).

Da mesma forma, nos ejaculados congeláveis, a concentração de LDH nos Gr I, Gr II e Gr III foi de 44,25 ± 1,76, 46,75 ± 1,87 e 43,72 ± 1,65 e o valor correspondente para os ejaculados não congeláveis foi de 32,47 ± 2,12, 34,41 ± 1,46 e 31,84 ± 1,77, respetivamente, nos três grupos experimentais. A análise de variância revelou que houve uma diferença significativa ($p<0,05$) entre os três grupos nos ejaculados congeláveis e não congeláveis. Dos três grupos, o Gr II (8% LDL) revelou um valor mais baixo ($p< 0,05$) do que os outros dois grupos (Tabela 15).

4.12 Atributos antioxidantes do sémen pós-descongelação

4.12.1 Glutatião (GSH), glutatião peroxidase (GSHPx) e glutatião redutase (GSHRx)

A concentração média de GSH (µmol/ml), GSHPx (U/ml) e GSHRx (U/ml) para Gr I, Gr II e Gr III no sémen de boa qualidade foi de 9,62 ± 1,32, 13,39 ± 1,23 e 11,40 ± 1,46, 2,12 ± 0,74, 3,76 ± 1,10 e 2,43 ± 0,68 e 37,20 ± 1,41, 47.12 ± 1.75 & 40.29 ± 1.84 e os valores correspondentes para sémen de má qualidade foram 5.40 ± 1.27, 7.55 ± 1.36 & 6.96 ± 1.23, 0.84 ± 0.44, 1.75 ± 0.78 & 1.29 ± 0.46 e 23.43 ± 1.32, 34.41 ± 1.63 & 28.54 ± 1.72 respetivamente. A análise destes parâmetros revelou uma diferença significativa ($p<0,05$) entre os três grupos, tanto nos ejaculados de sémen de boa como de má qualidade. Destes três grupos experimentais, o Gr II (8% LDL) tem valores significativamente (p< 0,05) mais elevados de GHS, GSHPx e GSHPx, seguido do Gr III (LDL 10%) e do grupo de controlo não tratado, tanto nos ejaculados de boa como de má qualidade (Tabela 16). Da mesma forma, três grupos destes atributos antioxidantes GSH, GSHPx e GSHRx em ejaculados congeláveis foram 10,44 ± 1,26, 13,15 ± 1,34 & 11,40 ± 1,46, 2,41 ± 0,67, 3,66 ± 1,19 & 2,43 ± 0,74 e 38,36 ± 1,23, 46,34 ± 1,96 & 40,19 ± 1.67 e os valores correspondentes para ejaculados não congeláveis foram 6.13 ±1.37, 7.07 ± 1.16 & 6.95 ± 1.22, 1.14 ± 0.63, 1.60 ± 0.72 & 1.29 ± 0.46 e 26.53 ± 2.36, 33.68 ± 1.32 e 28.54 ± 1.55 respetivamente em três grupos experimentais. A análise de variância revelou que houve uma diferença significativa (p<0,05) entre os três grupos em ejaculados congeláveis e não congeláveis. Dos três grupos, o Gr II (8% LDL) revelou valores mais elevados de GHS, GSHPx e GSHPx (p< 0,05) do que os outros dois grupos (Tabela 17).

4.12.2 Catalase (CAT) e Atividade Antioxidante Total (TAC)

A concentração média de CAT (μg/mL) e TAC (μmol/L) para Gr I, Gr II e Gr III em sêmen de boa qualidade foi de 0,85 ± 0,37, 1,47 ± 0,48 e 1,19 ± 0,52, 0,51 ± 0,33, 0,83 ± 0,46 e 0,53 ± 0,48 e 119,97 ± 3,16, 160,87 ± 2.21 & 139.46 ± 3.43 e valores correspondentes para sémen de má qualidade 0.34 ± 0.27, 0.75 ± 0.43 & 0.52 ± 0.36, 0.38 ± 0.26, 0.51 ± 0.39 & 0.32 ± 0.32 e 73.42 ± 1.96, 108.31 ± 2.57 & 86.48 ± 2.29 respetivamente. A análise destes parâmetros revelou uma diferença significativa (p<0,05) entre os três grupos, tanto nos ejaculados de sémen de boa como de má qualidade. Destes três grupos, o Gr II (8% LDL) tem actividades CAT e TAC significativamente (p< 0,05) mais elevadas, seguido do Gr III (LDL 10%) e do grupo de controlo não tratado, tanto nos ejaculados de boa como de má qualidade (Quadro 16). Da mesma forma, os valores de CAT e TAC em três grupos experimentais nos ejaculados congeláveis foram 0,57 ± 0,30, 0,83 ± 0,35 & 0,55 ± 0,36 e 124,94 ± 2,80, 156,56 ± 3,68 & 139,45 ± 3,43 mostraram uma diferença significativa (p< 0.05) entre estes grupos experimentais e também o mesmo em ejaculados não congeláveis (0.39 ± 0.25, 0.47 ± 0.31 & 0.31 ± 0.28 e 83.40 ± 4.15, 106.65 ± 2.23 & 86.48 ± 2.39) respetivamente. Dos três grupos, o Gr II (8% LDL) revelou valores mais elevados de CAT e TAC (p<0,05) do que os outros dois grupos (Tabela 17) em ejaculados congeláveis e não congeláveis.

4.12.3 Colesterol total (CT) e produção de peróxido lipídico (LPO)

A concentração média de CT (μg/10^8 espermatozóides) e LPO (μmol/ml) para Gr I, Gr II e Gr III em sêmen de boa qualidade foi de 8,54 ± 1,35, 13,29 ± 1,53 e 9,13 ± 1,44 e 14,33 ± 1,32, 11.27 ± 0,62 e 14,62 ± 1,27 e o valor correspondente para o sémen de má qualidade foi de 5,42 ± 1,12, 9,19 ± 1,44 e 5,45 ± 1,12 e 24,46 ± 1,43, 20,68 ± 1,26 e 21,02 ± 1,54, respetivamente. A análise destes parâmetros revelou uma diferença significativa (p<0,05) entre os três grupos, tanto nos ejaculados com sémen de boa como de má qualidade. Destes três grupos, o Gr II (8% LDL) tem significativamente (p< 0,05) maior CT seguido do Gr III (10% LDL) e do grupo de controlo não tratado em ambos os ejaculados de boa e má qualidade, enquanto a produção de LPO foi mais elevada no controlo não tratado seguido do Gr III (10% LDL) e do Gr II (8% LDL) (Quadro 16).

Da mesma forma, o valor de CT e LPO em três grupos de ejaculados congeláveis foi de 9,45 ± 1,28, 13,25 ± 1,49 e 9,13 ± 1,44 e 13,75 ± 0,89, 11,81 ± 1,48 e 14,62 ± 1.26 e o valor correspondente para ejaculados não congeláveis foi 5,82 ± 1,14, 8,69 ± 1,28 e 5,45 ± 1,12 e 22,08 ± 2,11, 21,15 ± 1,29 e 21,22 ± 1,32, respetivamente. A análise de variância revelou que houve uma diferença significativa ($p<0,05$) entre os três grupos nos ejaculados congeláveis e não congeláveis. Dos três grupos, o grupo LDL 8% revelou um valor mais elevado ($p<0,05$) de CT e um valor mais baixo de LPO do que os outros dois grupos (Tabela 17).

4.13 Capacidade de ligação à zona dos espermatozóides pós-descongelamento

Foram avaliados os valores médios do ensaio de ligação à zona (percentagem de ligação à zona e índice de ligação à zona) para amostras de sémen dos três grupos em boa e má qualidade e ejaculados congeláveis e não congeláveis após congelação-descongelação.

A porcentagem média de zona de ligação *(BP) e* o índice de *zona* de ligação *(BI)* dos espermatozóides para Gr I, Gr II e Gr III em sêmen de boa qualidade foi de 51,16 ± 1,70, 69,10 ± 3,13 e 48,41 ± 0,76 e 33,62 ± 1,38, 47.78 ± 1,72 & 31,15 ±0,64 e o valor correspondente para o sémen de má qualidade foi 35,53 ±1,27, 43,46 ±2,42 & 36,08 ±2,18 e 23,82 ± 1,16, 29,52 ±0,71 & 24,79 ±0,88 respetivamente. A análise de variância destes parâmetros revelou uma diferença significativa ($p<0,05$) entre os três grupos, tanto nos ejaculados com sémen de boa como de má qualidade. Destes três grupos, o Gr II (8% LDL) tem significativamente ($p< 0,05$) maior PA e BI do que os outros dois grupos, tanto no sémen de boa como no de má qualidade (Tabela 18). Da mesma forma, três grupos nos ejaculados congeláveis foram 48,62 ±2,71, 63,91 ±3,90 & 48,41 ±0,76 e 30,40 ±1,75, 42,19 ± 3,73 & 31,21 ±0.65 e os valores correspondentes para não congeláveis foram 38.07 ±2.52, 44.59 ±2.41 & 38.07 ±2.49 e 27.74 ±2.20, 29.96 ± 0.93 & 25.51 ±1.30 respetivamente em três grupos experimentais. A análise de variância revelou que houve uma diferença significativa ($p<0,05$) entre os três grupos em ejaculados congeláveis e não congeláveis no que respeita à BI e à BP. Dos três grupos, o Gr II (8% LDL) revelou maior BI e BP ($p< 0,05$) do que os outros dois grupos (Tabela 19).

Tabela 2: Atributos físico-morfológicos médios (± E.S.) do sémen de mithun de boa e má qualidade

Atributos físico-morfológicos	N	**Sémen de boa qualidade**	**Sémen de má qualidade**
Volume (mL)	25	1.91 ± 0.78^a	1.35 ± 0.71^b
Cor	25	Branco cremoso	Aguado a Médio

Concentração (x10^6/ml)	25	623.04±7.59^a	509.93 ±6.51^b
Atividade de massa (escala 0-5)	25	3.18±0.70^a	2.15±0.45^b
Motilidade individual (%)	25	81.44±2.07^a	57,28± 1,31^b
Habitabilidade (%)	25	84.65 ±2.17^a	63.37± 1.89^b
Integridade acrossomal (%)	25	88.68±2.25^a	68.86± 1.96^b
Anomalia total de espermatozóides (%)	25	7.15 ± 1.13^a	16.16 ± 1.74^b
HOST (%)	25	86.66±2.25^a	65,31 ± 1,91^b
CMPT (mm/h)	25	23.93 ± 1.62^a	18.16±0.94^b
Integridade nuclear dos espermatozóides (%)	25	86.72 ± 2.22^a	66,13 ± 1,75^b
pH	25	6.92±0.36^a	7.10±0.42^b

As médias com diferentes sobrescritos dentro das linhas diferem significativamente (*P* < 0,05) n= Número de ejaculados

Tabela 4: Atributos bioquímicos médios (± E.S.) do sémen de mithun de boa e má qualidade

Atributos bioquímicos	**n**	**Sémen de boa qualidade**	**Sémen de má qualidade**
AST (μ mole/litro)	25	80.55 ± 1.64^a	89.66±3.42^b
ALT (μ mole/litro)	25	13.54± 1.26^a	18.39± 1.14^b
Rácio AST:ALT	25	6.01±0.75^a	4.86±0.61^b
LDH (IUZLitro)	25	306.57±4.41^a	237.88±6.88^b
Proteína total (g/dl)	25	8.28±0.95^a	6.58±0.90^b

As médias com diferentes sobrescritos dentro das linhas diferem significativamente (*P* < 0,05) n= Número de ejaculados

Tabela 5: Atributos antioxidantes médios (± E.S.) do sémen de mithun de boa e má qualidade

Atributos antioxidantes	**Sémen de boa qualidade**	**Sémen de má qualidade**
Glutatião (μmol/ml)	31.70±2.17^a	23.20± 1.67^b
Glutationa Peroxidase (U/ml)	7,11 ± 1,07^a	4.86±0.91^b
Glutatião Redutase (U/ml)	146,61±3,88^a	119.52±3.73^b

Catalase (µg/ml)	2.15±0.74^{a}	1.22±0.48^{b}
Antioxidantes totais (µmol/L)	274.52±4.81^{a}	198.11±3.12^{b}
Colesterol total (mg/dl)	99,16±4,81^{a}	73.40±4.36^{b}
Colesterol (µg/10^8 esperma)	26.85± 1.73^{a}	23,01 ± 1,72^{b}
Peróxido de lípido (µmol/ml)	3.16±0.65^{a}	6.64± 1.08^{b}

As médias com diferentes sobrescritos dentro das linhas diferem significativamente ($P < 0,05$) n= Número de ejaculados

Table 6: Mean (±S.E.) physico morphological attributes of good and poor quality semen at pre- freeze stage of preservation treated with LDL

Physico morphological attributes	n	Good quality semen			Poor quality semen		
		Group I	Group II	Group III	Group I	Group II	Group III
Individual Motility (%)	25	66.80±2.52^{a}	73.28±2.86^{b}	69.56±2.16^{ab}	45.48±2.10^{a}	50.63±2.36^{b}	48.12±1.99^{ab}
Livability (%)	25	70.64±2.46^{a}	77.04±2.17^{b}	73.96±2.38^{ab}	50.40±2.38^{a}	55.86±2.24^{b}	51.84±2.17^{a}
Acrosomal integrity (%)	25	74.96±2.65^{a}	83.16±2.23^{b}	78.24±2.42^{a}	53.71±2.24^{a}	57.32±2.19^{b}	53.92±2.43^{a}
Total abnormality (%)	25	12.20±2.38^{b}	9.53±1.41^{a}	10.62±1.69^{ab}	22.84±2.15^{ab}	20.52±1.82^{a}	23.12±1.76^{b}
HOST (%)	25	73.68±2.29^{a}	79.48±2.34^{b}	75.84±2.24^{a}	52.40±2.45^{a}	58.76±1.29^{b}	54.36±1.93^{a}
Nuclear Integrity (%)	25	77.60±2.36^{a}	84.72±2.21^{b}	80.32±2.48^{a}	54.64±2.32^{a}	60.92±2.34^{b}	55.28±2.63^{a}
CMPT (mm/h)	25	18.44±1.87^{a}	21.88±1.99^{b}	19.16±1.84^{a}	15.55±1.27^{b}	16.83±1.43^{c}	14.34±1.09^{a}

Means with different superscript within rows differ significantly ($P < 0.05$) in good and poor quality semen
n= Number of ejaculates

Table 8: Mean (±S.E.) biochemical attributes of good and poor quality semen at pre- freeze stage of preservation treated with LDL

Biochemical attributes	n	Good quality semen			Poor quality semen		
		Group I	Group II	Group III	Group I	Group II	Group III
AST (µ mole/litre)	25	157.34±4.20^{b}	128.15±3.89^{a}	147.42±4.08^{b}	193.72±5.22^{b}	175.86±4.61^{a}	184.39±6.48^{b}
ALT (µ mole/litre)	25	26.11±1.60^{c}	20.70±1.76^{a}	23.84±1.81^{b}	39.12±2.21^{b}	30.61±1.79^{a}	38.00±2.53^{b}
AST:ALT Ratio	25	2.85±0.48^{a}	3.74±0.40^{b}	3.17±0.51^{b}	2.83±0.56^{a}	2.67±0.41^{b}	2.26±0.65^{a}
LDH (IU/Litre)	25	593.83±5.43^{c}	432.25±5.26^{a}	519.76±6.18^{b}	469.58±6.34^{b}	416.38±9.76^{a}	440.27±8.56^{ab}

Means with different superscript within rows differ significantly ($P < 0.05$) in good and poor quality semen
n= Number of ejaculates

Table 9: Mean (±S.E.) antioxidant attributes of good and poor quality semen at pre- freeze stage of preservation treated with LDL

Antioxidant attributes	n	Good quality semen			Poor quality semen		
		Group I	Group II	Group III	Group I	Group II	Group III
Glutathione (GSH) (µmol/ml)	25	17.35 ± 1.35^{a}	24.78 ± 1.20^{c}	20.32 ± 0.95^{b}	11.41 ± 0.99^{a}	14.92 ± 1.11^{c}	12.99 ± 1.21^{b}
Glutathione Peroxidase (GSHPx) (U/ml)	25	3.17 ± 0.85^{a}	5.58 ± 1.17^{c}	3.82 ± 0.78^{b}	1.99 ± 0.80^{a}	3.48 ± 0.95^{c}	2.53 ± 0.89^{b}
Glutathione Reductase (GSHRx) (U/ml)	25	91.14 ± 1.69^{a}	116.68 ± 1.92^{c}	95.56 ± 1.88^{b}	58.62 ± 1.22^{a}	75.66 ± 1.73^{c}	63.57 ± 1.69^{b}
Catalase (µg/ml)	25	1.02 ± 0.35^{a}	1.78 ± 0.66^{b}	1.11 ± 0.59^{a}	0.75 ± 0.21	0.94 ± 0.40	0.79 ± 0.25
Total antioxidants (µmol/L)	25	185.62 ± 2.70^{a}	223.31 ± 3.14^{c}	199.25 ± 2.32^{b}	128.14 ± 2.95^{a}	152.28 ± 2.76^{c}	136.45 ± 1.70^{b}
Total Cholesterol (µg/10^8sperm)	25	13.26 ± 1.54^{a}	18.24 ± 1.51^{b}	14.47 ± 1.41^{a}	8.47 ± 1.36^{a}	13.28 ± 1.55^{b}	9.16 ± 1.45^{a}
Lipid peroxide (µmol/ml)	25	6.26 ± 1.14^{b}	4.85 ± 0.80^{a}	6.21 ± 0.93^{b}	7.66 ± 0.92^{b}	6.11 ± 0.76^{a}	8.15 ± 0.90^{c}

Means with different superscript within rows differ significantly ($P < 0.05$) in good and poor quality semen
n= Number of ejaculates

Table 14: Mean (±S.E.) biochemical attributes of good and poor quality semen at post thaw stage of preservation treated with LDL

Biochemical Attributes	N	Good quality semen			Poor quality semen		
		Group I	Group II	Group III	Group I	Group II	Group III
AST (µ mole/litre)	25	280.57 ± 6.21^{b}	236.43 ± 5.60^{a}	282.95 ± 5.13^{b}	386.25 ± 5.82^{a}	355.95 ± 5.76^{a}	380.51 ± 8.12^{ab}
ALT (µ mole/litre)	25	51.77 ± 2.26^{b}	44.16 ± 2.38^{a}	49.86 ± 1.44^{b}	75.47 ± 2.48^{b}	58.26 ± 1.79^{a}	81.33 ± 1.84^{c}
AST:ALT Ratio	25	5.42 ± 0.74	5.34 ± 0.49	5.71 ± 0.90	5.18 ± 0.39^{b}	6.12 ± 0.53^{c}	4.66 ± 0.83^{a}
LDH (IU/Litre)	25	829.24 ± 3.89^{b}	726.44 ± 3.67^{a}	895.67 ± 4.31^{c}	918.93 ± 4.57^{c}	839.73 ± 6.62^{a}	887.22 ± 4.43^{b}

Means with different superscript within rows differ significantly ($P < 0.05$) in good and poor quality semen
n= Number of ejaculates

Table 16: Mean (±S.E.) antioxidant attributes of good and poor quality semen at post thaw stage of preservation treated with LDL

Antioxidant attributes	n	Good quality semen			Poor quality semen		
		Group I	Group II	Group III	Group I	Group II	Group III
Glutathione (GSH) (µmol/ml)	25	9.62 ± 1.32^{a}	13.39 ± 1.23^{c}	11.40 ± 1.46^{b}	5.40 ± 1.27^{a}	7.55 ± 1.36^{b}	6.96 ± 1.23^{b}
Glutathione Peroxidase (GSHPx) (U/ml)	25	2.12 ± 0.74^{a}	3.76 ± 1.10^{b}	2.43 ± 0.68^{a}	0.84 ± 0.44^{a}	1.75 ± 0.78^{c}	1.29 ± 0.46^{b}
Glutathione Reductase (GSHRx) (U/ml)	25	37.20 ± 1.41^{a}	47.12 ± 1.75^{b}	40.29 ± 1.84^{c}	23.43 ± 1.32^{a}	34.41 ± 1.63^{c}	28.54 ± 1.72^{b}
Catalase (µg/ml)	25	0.51 ± 0.33^{a}	0.83 ± 0.46^{b}	0.53 ± 0.48^{a}	0.38 ± 0.26^{a}	0.51 ± 0.39^{b}	0.32 ± 0.32^{a}
Total antioxidants (µmol/L)	25	119.97 ± 3.16^{a}	160.87 ± 2.21^{c}	139.46 ± 3.43^{b}	73.42 ± 1.96^{a}	108.31 ± 2.57^{c}	86.48 ± 2.29^{b}
Total Cholesterol (µg/10^{8}sperm)	25	8.54 ± 1.35^{a}	13.29 ± 1.53^{b}	9.13 ± 1.44^{a}	5.42 ± 1.12^{a}	9.19 ± 1.44^{b}	5.45 ± 1.12^{a}
Lipid peroxide (µmol/ml)	25	14.33 ± 1.32^{b}	11.27 ± 0.62^{a}	14.62 ± 1.27^{b}	24.46 ± 1.43^{c}	20.68 ± 1.26^{a}	21.02 ± 1.54^{b}

Means with different superscript within rows differ significantly ($P < 0.05$) in good and poor quality semen
n= Number of ejaculates

Table 11: Mean (±S.E.) physico morphological attributes of freezable and non- freezable semen at post thaw stage of preservation treated with LDL

Physico morphological attributes	Freezable semen (n=19)			Non- freezable semen (n=31)		
	Group I	Group II	Group III	Group I	Group II	Group III
Post Thaw Motility (%)	44.25 ± 1.76^{a}	46.75 ± 1.87^{b}	43.72 ± 1.65^{a}	32.47 ± 2.12	34.41 ± 1.46	31.84 ± 1.77
Livability (%)	57.63 ± 2.24^{b}	58.32 ± 2.53^{b}	52.52 ± 2.38^{a}	40.53 ± 2.61^{b}	39.54 ± 1.32^{b}	35.06 ± 1.26^{a}
Acrosomal integrity (%)	61.69 ± 2.12^{b}	64.66 ± 2.45^{b}	58.28 ± 1.96^{a}	48.59 ± 1.56^{b}	50.96 ± 1.48^{c}	42.57 ± 1.18^{a}
Total abnormality (%)	20.14 ± 1.13^{c}	16.54 ± 1.53^{a}	18.30 ± 1.38^{b}	26.15 ± 1.65^{b}	23.57 ± 1.22^{a}	25.23 ± 0.91^{ab}
HOST (%)	56.75 ± 1.87^{a}	61.49 ± 2.66^{b}	53.46 ± 2.25^{a}	43.18 ± 2.34	43.32 ± 1.27	40.06 ± 1.62
CMPT (mm/h)	21.25 ± 1.26^{a}	24.74 ± 1.40^{c}	22.76 ± 1.36^{b}	18.12 ± 1.23^{b}	19.44 ± 1.24^{c}	16.75 ± 1.34^{a}
Nuclear Integrity (%)	68.16 ± 1.42^{a}	72.65 ± 2.58^{b}	69.88 ± 2.15^{ab}	50.43 ± 3.18^{b}	51.91 ± 1.45^{b}	43.77 ± 1.23^{a}

Means with different superscript within rows differ significantly ($P < 0.05$) in freezable and non- freezable semen
n= Number of ejaculates

Table 15: Mean (±S.E.) biochemical attributes of freezable and non- freezable semen at post thaw stage of preservation treated with LDL

Biochemical attributes	Freezable semen (n=19)			Non- freezable semen (n=31)		
	Group I	Group II	Group III	Group I	Group II	Group III
AST (μ mole/litre)	272.15±6.31^{b}	248.04±5.89^{a}	282.95±5.23^{b}	363.32±7.45	364.27±5.32	380.51±8.12
ALT (μ mole/litre)	49.61±1.88^{b}	45.88±2.29^{a}	49.99±2.14^{b}	70.40±3.24^{b}	58.74±1.68^{a}	81.36±1.73^{c}
AST:ALT Ratio	5.47±0.73	5.38±0.50	5.71±0.90	5.17±0.57^{b}	6.28±0.45^{c}	4.66±0.83^{a}
LDH (IU/Litre)	823.84±3.98^{b}	736.50±5.32^{a}	895.67±4.73^{c}	898.29±6.29^{b}	848.34±6.15^{a}	887.22±4.43^{b}

Means with different superscript within rows differ significantly ($P < 0.05$) in freezable and non- freezable semen
n= Number of ejaculates

Table 17: Mean (±S.E.) antioxidant attributes of freezable and non- freezable semen at post thaw stage of preservation treated with LDL

Antioxidant attributes	Freezable semen (n=19)			Non- freezable semen (n=31)		
	Group I	Group II	Group III	Group I	Group II	Group III
Glutathione (GSH) (μmol/ml)	10.44±1.26^{a}	13.15±1.34^{c}	11.40±1.46^{b}	6.13±1.37	7.07±1.16	6.95±1.22
Glutathione Peroxidase (U/ml)	2.41±0.67^{a}	3.66±1.19^{b}	2.43±0.74^{a}	1.14±0.63^{a}	1.60±0.72^{c}	1.29±0.46^{b}
Glutathione Reductase (U/ml)	38.36±1.23^{a}	46.34±1.96^{b}	40.19±1.67^{a}	26.53±2.36^{a}	33.68±1.32^{c}	28.54±1.55^{b}
Catalase (μg/ml)	0.57±0.30^{a}	0.83±0.35^{b}	0.55±0.36^{a}	0.39±0.25^{b}	0.47±0.31^{c}	0.31±0.28^{a}
Total antioxidants (mol/L)	124.94±2.80^{a}	156.56±3.68^{c}	139.45±3.43^{b}	83.40±4.15^{a}	106.65±2.23^{b}	86.48±2.39^{a}
Cholesterol (μg/10^{8}sperm)	9.45±1.28^{a}	13.25±1.49^{b}	9.13±1.44^{a}	5.82±1.14^{a}	8.69±1.28^{b}	5.45±1.12^{b}
Lipid peroxide (μmol/ml)	13.75±0.89^{b}	11.81±1.48^{a}	14.62±1.26^{b}	22.08±2.11	21.15±1.29	21.22±1.32

Means with different superscript within rows differ significantly ($P < 0.05$) in freezable and non- freezable semen
n= Number of ejaculates

Tabela 3: Análise espermática assistida por computador média (± E.S.) do sémen de mithun de boa e má qualidade

Parâmetros CASA	N	Boa qualidade sémen	Má qualidade sémen
Motilidade progressiva para a frente (%)	25	60.63 ±2.55[a]	31.50±2.16[b]
Motilidade não progressiva (%)	25	17.98±2.11	20.38± 1.86
Motilidade total (%)	25	78.62±2.16[a]	51.88± 1.62[b]
Esperma estático (%)	25	21.38±2.28[a]	48.12± 1.88[b]
Velocidade curvilínea (VCL) (μm/sec)	25	186.13±4.31[a]	126.86±3.75[b]
Velocidade em linha reta (VSL) (μm/sec)	25	89.32±2.72[a]	53.36±2.44[b]
Velocidade média do trajeto (VAP) (iim/seg.)	25	114.64±3.85[a]	85.15±2.67[b]
Linearidade (LIN) (%)	25	48.17±0.95[a]	42.26± 1.59[b]
Retilinearidade (STR) (%)	25	78.25± 1.75[a]	62.63 ± 1.68[b]
Balanço (WOB) (%)	25	61.48± 1.29[a]	67.26± 1.51[b]
Amplitude da deslocação lateral da cabeça (ALH) (μm)	25	8.61 ± 1.18[a]	4.54± 1.26[b]
Frequência de batimento/cruzamento (BCF) (Hz)	25	28.26± 1.35[a]	21.14± 1.22[b]

As médias com diferentes sobrescritos dentro das linhas diferem significativamente ($P < 0,05$) n= Número de ejaculados

Table 7: Mean (±S.E.) computer Assisted sperm analysis of good and poor quality semen at pre- freeze stage of preservation treated with LDL

CASA parameters	n	Good quality semen			Poor quality semen		
		Group I	Group II	Group III	Group I	Group II	Group III
Progressive Forward motility (%)	25	50.23 ± 2.59^{a}	56.55 ± 2.50^{b}	51.49 ± 2.75^{a}	26.10 ± 2.31^{a}	32.37 ± 1.92^{c}	29.25 ± 2.19^{b}
Non-Progressive Motility (%)	25	13.82 ± 1.70^{a}	14.26 ± 1.45^{a}	16.48 ± 1.64^{b}	17.44 ± 2.14	15.40 ± 1.72	16.33 ± 1.58
Total Motility (%)	25	63.79 ± 2.54^{a}	70.60 ± 2.46^{b}	68.84 ± 2.53^{ab}	43.53 ± 2.28^{a}	47.77 ± 2.18^{b}	45.57 ± 2.26^{ab}
Static Sperm (%)	25	36.21 ± 2.36^{b}	29.40 ± 2.58^{a}	34.26 ± 2.37^{ab}	56.47 ± 2.42^{b}	52.23 ± 2.26^{a}	54.43 ± 2.18^{ab}
Curvilinear Velocity (VCL) (μm/sec)	25	125.41 ± 4.20^{b}	129.38 ± 3.96^{b}	113.93 ± 4.11^{a}	110.52 ± 3.63^{a}	139.36 ± 4.39^{b}	110.51 ± 4.47^{a}
Straight line Velocity (VSL) (μm/sec)	25	91.32 ± 3.55^{b}	93.13 ± 3.63^{b}	77.19 ± 2.90^{a}	79.24 ± 3.17^{ab}	86.60 ± 3.22^{b}	73.54 ± 3.66^{a}
Average path Velocity (VAP) (μm /sec)	25	110.90 ± 3.45^{b}	118.52 ± 3.74^{c}	89.51 ± 2.84^{a}	95.48 ± 3.19^{b}	104.20 ± 3.68^{b}	86.38 ± 3.73^{a}
Linearity (LIN) (%)	25	70.57 ± 1.97^{a}	74.32 ± 1.60^{b}	68.18 ± 1.76^{a}	62.61 ± 2.26^{a}	71.64 ± 1.56^{c}	66.59 ± 1.40^{b}
Straightness (STR) (%)	25	78.46 ± 1.48^{a}	82.28 ± 2.32^{b}	86.23 ± 2.56^{a}	82.85 ± 1.65	83.52 ± 2.44	85.10 ± 1.78
Wobble (WOB) (%)	25	94.83 ± 1.80^{c}	85.85 ± 1.43^{b}	79.27 ± 2.45^{c}	86.53 ± 1.71^{c}	74.99 ± 1.92^{a}	78.29 ± 1.38^{b}
Amplitude of Lateral Head displacement (ALH) (μm)	25	6.45 ± 1.24^{a}	9.18 ± 1.16^{b}	6.95 ± 1.22^{a}	2.62 ± 0.86^{a}	3.59 ± 0.97^{b}	2.97 ± 0.66^{a}
Beat/Cross Frequency (BCF) (Hz)	25	22.26 ± 1.13^{b}	26.60 ± 1.25^{c}	19.88 ± 1.18^{a}	14.48 ± 1.73^{a}	19.49 ± 1.36^{b}	14.48 ± 1.54^{a}

Means with different superscript within rows differ significantly ($P < 0.05$) in good and poor quality semen
n= Number of ejaculates

Table 12: Mean (±S.E.) computer Assisted sperm analysis of good and poor quality semen at post thaw stage of preservation treated with LDL

CASA parameters	n	Good quality semen			Poor quality semen		
		Group I	Group II	Group III	Group I	Group II	Group III
Progressive Forward motility (%)	25	28.25 ± 2.21^{ab}	31.17 ± 2.36^{b}	28.00 ± 1.93^{a}	16.30 ± 1.85	17.61 ± 1.98	15.82 ± 1.60
Non-Progressive Motility (%)	25	12.91 ± 1.83^{a}	14.76 ± 1.69^{b}	14.48 ± 1.56^{ab}	11.88 ± 1.77^{a}	14.35 ± 1.82^{b}	13.63 ± 1.41^{ab}
Total Motility (%)	25	41.16 ± 1.74^{a}	45.94 ± 1.88^{b}	42.56 ± 1.63^{a}	28.17 ± 1.83^{a}	31.97 ± 1.76^{b}	29.44 ± 1.66^{a}
Static Sperm (%)	25	58.84 ± 1.87^{b}	54.26 ± 2.12^{a}	57.52 ± 1.68^{b}	71.82 ± 1.94^{b}	68.13 ± 1.73^{a}	70.56 ± 1.77^{b}
Curvilinear Velocity (VCL) (μm/sec)	25	125.68 ± 3.66^{b}	130.73 ± 3.64^{b}	106.21 ± 3.59^{a}	114.06 ± 3.58^{a}	137.82 ± 2.87^{b}	113.85 ± 3.94^{a}
Straight line Velocity (VSL) (μm/sec)	25	90.94 ± 3.40^{b}	92.94 ± 3.78^{b}	77.45 ± 3.14^{a}	79.29 ± 3.97^{a}	88.60 ± 3.32^{b}	73.88 ± 3.55^{a}
Average path Velocity (VAP) (μm /sec)	25	112.06 ± 3.55^{b}	118.50 ± 3.70^{c}	89.46 ± 3.31^{a}	95.27 ± 3.91^{a}	103.88 ± 3.50^{b}	87.51 ± 3.17^{a}
Linearity (LIN) (%)	25	69.50 ± 2.16^{a}	73.65 ± 1.89^{b}	72.92 ± 1.53^{b}	64.19 ± 2.22^{a}	68.87 ± 2.67^{b}	64.84 ± 2.52^{a}
Straightness (STR) (%)	25	78.17 ± 1.95^{a}	81.18 ± 2.23^{a}	86.75 ± 2.31^{b}	82.76 ± 2.86	85.22 ± 1.26	83.97 ± 2.40
Wobble (WOB) (%)	25	94.24 ± 1.60^{b}	85.67 ± 1.72^{a}	84.29 ± 2.24^{a}	83.14 ± 2.11^{b}	75.17 ± 2.17^{a}	77.31 ± 2.56^{a}
Amplitude of Lateral Head displacement (ALH) (μm)	25	3.38 ± 0.98^{a}	4.72 ± 0.87^{b}	4.32 ± 0.91^{b}	1.21 ± 0.76^{a}	2.23 ± 0.65^{b}	3.19 ± 0.96^{c}
Beat/Cross Frequency (BCF) (Hz)	25	22.48 ± 1.37^{b}	25.24 ± 1.16^{c}	16.13 ± 1.26^{a}	12.16 ± 0.82^{a}	18.27 ± 1.18^{c}	16.48 ± 1.39^{b}

Means with different superscript within rows differ significantly ($P < 0.05$) in good and poor quality semen
n= Number of ejaculates

Table 13: Mean (±S.E.) computer Assisted sperm analysis of freezable and non- freezable semen treated with LDL at post thaw stage of preservation

CASA parameters	Freezable semen (n=19)			Non- freezable semen (n=31)		
	Group I	Group II	Group III	Group I	Group II	Group III
Progressive Forward motility (%)	29.53 ± 2.30	29.90 ± 2.63	28.74 ± 1.77	16.96 ± 1.95	16.72 ± 1.84	15.18 ± 1.59
Non-Progressive Motility (%)	12.92 ± 1.84^{a}	14.94 ± 1.59^{b}	14.00 ± 1.43^{ab}	11.57 ± 1.78	14.33 ±1.80	14.26 ± 1.48
Total Motility (%)	42.45 ± 1.73^{a}	44.85 ± 2.35^{b}	42.73 ± 1.59^{a}	28.52 ± 1.92	31.06 ± 1.62	29.44 ± 1.79
Static Sperm (%)	57.55 ± 1.82^{b}	55.16 ± 2.48^{a}	57.27 ± 1.63^{b}	71.48 ± 2.11	68.94 ± 1.59	70.56 ± 1.84
Curvilinear Velocity (VCL) (μm/sec)	133.36 ± 3.20^{b}	134.07 ± 4.15^{b}	108.00 ± 3.78^{a}	115.56 ± 3.75^{a}	135.89 ± 2.64^{b}	112.19 ± 3.81^{a}
Straight line Velocity (VSL) (μm/sec)	100.28 ± 3.48^{c}	94.63 ± 3.86^{b}	78.26 ± 3.32^{a}	78.91 ± 3.97^{ab}	85.50 ± 2.90^{b}	74.57 ± 3.78^{a}
Average path Velocity (VAP) (μm /sec)	125.77 ± 3.46^{c}	114.90 ± 3.84^{b}	89.57 ± 3.56^{a}	96.26 ± 4.15^{b}	100.36 ± 2.91^{b}	88.64 ± 3.45^{a}
Linearity (LIN) (%)	74.98 ± 1.80^{b}	70.34 ± 2.12^{a}	72.42 ± 1.57^{b}	67.71 ± 2.36^{b}	62.79 ± 1.86^{a}	66.00 ± 2.24^{ab}
Straightness (STR) (%)	79.59 ± 1.67^{a}	82.17 ± 1.89^{a}	87.58 ± 2.41^{b}	81.74 ± 1.76^{a}	85.10 ± 1.28^{b}	83.57 ± 2.49^{b}
Wobble (WOB) (%)	94.21 ± 1.55^{b}	85.70 ± 1.80^{a}	82.96 ± 2.23^{a}	82.80 ± 2.24^{c}	73.75 ± 1.83^{a}	79.16 ± 1.45^{b}
Amplitude of Lateral Head displacement (ALH) (μm)	3.82 ± 0.95^{a}	4.47 ± 1.12^{b}	4.45 ± 0.95^{ab}	1.24 ± 0.80^{a}	2.08± 0.66^{b}	3.31 ± 0.93^{c}
Beat/Cross Frequency (BCF) (Hz)	23.47 ± 1.25^{b}	24.24 ± 1.56^{c}	16.17 ± 1.18^{a}	12.11 ± 0.88^{a}	17.78 ± 1.03^{c}	16.63 ± 1.14^{b}

Means with different superscript within rows differ significantly ($P < 0.05$) in freezable and non- freezable semen
n= Number of ejaculates

Table 18: Mean (±S.E.) heterologous zona binding assay of good and poor quality semen at post thaw stage of preservation treated with LDL

Parameters	Good quality semen (n=25)			Poor quality semen (n=25)		
	Group I	Group II	Group III	Group I	Group II	Group III
No of oocyte examined	54	48	52	53	56	55
No. of sperm bound oocytes	28	33	25	19	24	20
No. of zona bound sperm	1789	2252	1582	1245	1628	1348
Binding per cent	51.16 ± 1.70^{a}	69.10 ± 3.13^{b}	48.41 ±0.76^{a}	35.53 ±1.27^{a}	43.46 ±2.42^{b}	36.08 ±2.18^{ab}
Binding Index	33.62 ± 1.38^{a}	47.78 ± 1.72^{b}	31.15 ±0.64^{a}	23.82 ± 1.16^{a}	29.52 ±0.71^{b}	24.79 ±0.88^{a}

Means with different superscript within rows differ significantly ($P < 0.05$) in good and poor quality semen
n= Number of ejaculates

Table 19: Mean (±S.E.) heterologous zona binding assay of freezable and non- freezable semen at post thaw stage of preservation treated with LDL

Parameters	Freezable semen (n=19)			Non – freezable Semen (n=31)		
	Group I	Group II	Group III	Group I	Group II	Group III
No of oocyte examined	54	49	51	52	55	54
No. of sperm bound oocytes	26	31	25	20	25	21
No. of zona bound sperm	1626	2014	1584	1446	1632	1366
Binding per cent	48.62 ± 2.71^{a}	63.91 ± 3.90^{b}	48.41 ± 0.76^{a}	38.07 ± 2.52^{a}	44.59 ± 2.41^{b}	38.07 ± 2.49^{a}
Binding Index	30.40 ± 1.75^{a}	42.19 ± 3.73^{b}	31.21 ± 0.65^{a}	26.74 ± 2.20^{a}	29.96 ± 0.93^{b}	25.51 ± 1.30^{a}

Means with different superscript within rows differ significantly ($P < 0.05$) in freezable and non- freezable semen
n= Number of ejaculates

Capítulo 5

DISCUSSÃO

No presente estudo, os resultados revelaram que a adição de LDL melhorou a qualidade do sémen em ejaculados bons e pobres e congeláveis e não congeláveis no sémen de mithun. Além disso, o LDL preservou eficazmente os antioxidantes e as enzimas intracelulares e impediu eficazmente o efluxo de colesterol e a produção de LPO no sémen líquido e no sémen descongelado e congelado da espécie mithun. Neste contexto, o LDL preservou a má qualidade e melhorou os ejaculados de boa qualidade na fase de pré-congelamento e pós-descongelamento da criopreservação. Destes, o LDL a 8% tem perfis seminais e antioxidantes mais elevados e baixo efluxo de colesterol, bem como produção de LPO do que o LDL a 10% e os grupos de controlo não tratados. Assim, a LDL a 8% melhorou a qualidade do sémen, preservando-o eficazmente na espécie mithun na fase pós-descongelamento da preservação do sémen.

5.1 Atributos físico-morfológicos do sémen fresco

5.1.1Cor e consistência

A cor do sémen varia de branco a branco-creme, o que se situa na gama de cores normal do sémen para a espécie mithun e a consistência varia de leitoso fino a cremoso. A cor era branco-creme em boa qualidade (Tabela 2) e branco aguado em ejaculados de má qualidade. Um resultado semelhante foi observado num relatório anterior em mithun (Karunakaran *et al.* 2007).

5.1.2Volume

O volume do ejaculado foi significativamente ($p<0,05$) maior em ejaculados de boa qualidade do que em ejaculados de má qualidade (Tabela 2). O volume do ejaculado no presente estudo foi maior do que o relatado anteriormente por Karunakaran *et al.* (2007) (0,60 ± 0,01 ml) e Bhattacharyya *et al.* (2006) (0,77 ± 0,08 ml). Mas o volume foi inferior ao do sémen colhido através do método artificial de colheita de sémen (Bhattacharyya *et al.* 2009: 3.10÷ 0.35 ml, Mondal *et al.* 2010: 4,50 ± 0,20 ml, Subodh Kumar e Bhattacharyya 2009: 3.12 ± 0.35 ml). O volume médio ejaculado de sémen de boa e má qualidade em touros bovinos foi de 6,26 ± 0,12 e 5,09 ± 0,11 (Belorkar et al. 1988), 5,10 ± 0,44 ml e 5,02 ± 0.38 ml (Mohanty, 1999), 4,80 ± 0,16 e 4,65 ± 0,16 ml (Verma, 1997), 3,92 ± 0,24, 3,80 ± 0,24 ml (Loyi, 2008) e 3,94 ± 0,27, 3,45 ± 0,34 (Gebreselassie *et al.* 2012), respetivamente. Os nossos resultados foram inferiores aos registados por Mohanty (1999), Belorkar *et al.* (1988), Verma (1997) e Loyi (2008). No método de massagem, durante a colheita, os touros respondiam mais, obtendo-se um maior volume de sémen ejaculado de boa qualidade, mas os touros que não respondiam e tinham um tempo de protrusão e ejaculação mais longo conduziam a uma menor qualidade e volume de sémen e, na maior parte das vezes, era aguado. Na presente experiência, alguns touros ejacularam consistentemente ejaculados pobres e não congeláveis. O volume do sémen depende principalmente da função secretora das glândulas sexuais acessórias e da sua função, bem como da resposta individual. A variação na secreção de testosterona leva a um menor volume de sémen.

5.1.3 Atividade em massa

A atividade de massa foi significativamente ($p<0,05$) mais elevada em ejaculados de boa qualidade do que em ejaculados de má qualidade (Tabela 2). Um relatório semelhante foi observado por Karunakaran *et al.* (2007) (3+ a 4+), Bhattacharyya *et al.* (2009) (3,20 ± 0,3) e um valor inferior foi registado por Bhattacharyya *et al.* (2006) (1,90 ± 0,13). Mas a atividade de massa foi inferior à do sémen colhido através do método de colheita de sémen por vagina artificial (4,30 ± 0,20) (Mondal *et al.* 2010). O sémen de boa qualidade tem uma atividade ponderal mais elevada do que o sémen de má qualidade. Observações semelhantes foram registadas em bovinos por Gebreselassie *et al.* 2012 (3,77 ± 0,11, 2,17 ± 0,15), Belorkar et al. (1988) (4,64 ± 0,03 e 3,02 ± 0,04). Sethi *et al.* (1989) concluíram que os touros que doam maior volume de sémen puro com maior atividade de massa devem produzir sémen congelável. A menor atividade de massa no presente estudo pode ser devido à coleta através do método de massagem, respostas individuais e concentração de espermatozóides vivos, bem como o efeito da variação climática.

5.1.4. Concentração de esperma

A concentração tem sido postulada como sendo importante para a produção do número máximo de palhetas de sémen para obter o número máximo de cobertas. No presente estudo, a concentração de esperma do ejaculado foi significativamente maior em ejaculados de boa qualidade do que em ejaculados de má qualidade (Tabela 2). No entanto, a diferença na concentração entre estes dois grupos ainda não foi estudada nesta espécie de mithun. Mas os valores médios das concentrações em ambos os grupos estavam bem dentro da faixa de concentração geral de esperma. Relatório semelhante foi observado por Bhattacharyya *et al.* (2006) (507,74 ± 65,72 $x10^6$ /ml) e Karunakaran *et al.* (2007) (425 ± 48 $x10^6$ /ml) no método de massagem de coleta de sêmen, enquanto valores mais elevados observados no sêmen coletado através do método de vagina artificial (Bhattacharyya *et al.* 2009: 710,80 ± 66,80 $x10^6$ /ml; Subodh Kumar e Bhattacharyya, 2009: 710,83 ± 97,80 $x10^6$ /ml; Mondal *et al.* 2010: 669 ± 60 $x10^6$ /ml) nos touros mithun. Relatórios semelhantes, como o sémen de boa qualidade, têm uma concentração mais elevada do que o sémen de má qualidade, tal como relatado em bovinos (Loyi, 2008: 724,09 ± 53,05 e 518 ± 42,65, Gebreselassie, 2009: 1049.57 ±75.36 e 763.45 ± 97.29 $x10^6$ /ml). A concentração de esperma é muito influenciada pelo fator individual do touro, raça e fatores ambientais (Swain e Singh, 2004) e idade (Mathew *et al.* 1982). A diferença na concentração espermática pode ser devida a práticas de manejo como contenção antes das coletas (Collins, 1951), freqüência de coleta de sêmen (Singh e Prabhu, 1983) e variações sazonais (Gupta *et al.* 1978). Houve uma diferença significativa (p<0,05) entre a concentração média de esperma entre os grupos deste estudo que pode ser atribuída à resposta individual dos touros para além dos factores acima referidos.

5.1.5Percentagem de motilidade individual

A porcentagem de motilidade individual dos espermatozóides foi significativamente (p< 0,05) maior em ejaculados de boa qualidade do que em ejaculados de má qualidade (Tabela 2). No entanto, a diferença na motilidade entre estes dois grupos ainda não foi estudada em espécies de mithun. Mas alguns relatórios estavam disponíveis em mithun, como motilidade individual de esperma através do método de massagem rectal foi 67,74 ± 2,44 (Bhattacharyya *et al.* 2006) e 75,30 ± 3,50 (Karunakaran *et al.* 2007) e através do método de vagina artificial foram 78,60 ± 2,60, (Bhattacharyya *et al.* 2009), 55,00 ± 8,83 (Subodh Kumar e Bhattacharyya, 2009), 82% (Mondal *et al.* 2010). Relato semelhante, uma vez que o sémen de boa qualidade tem uma motilidade individual mais elevada do que o sémen de má qualidade, conforme relatado em bovinos (Gebreselassie, 2009: 79,67 ±1,34 e 51,11 ± 1,73 por cento, Mohanty, 1999: 70,90 ± 0,98 e 60,80 ± 0,06%). Os ejaculados com motilidade individual de 60% ou mais foram considerados de boa qualidade. Condições semelhantes foram registadas em bovinos, búfalos, ovinos, caprinos e javalis. A fraca qualidade do sémen em búfalos cruzados e Murrah (Suryaprakasam e Rao, 1993) e a fraca congelabilidade do sémen no caso de touros exóticos e cruzados (Mathew *et al.* 1982; Suryaprakasam e Rao, 1993) são as principais razões para a eliminação de touros reprodutores.

5.1.6Percentagem de espermatozóides vivos

A percentagem de espermatozóides vivos é um parâmetro importante ao selecionar ejaculados para congelação para obter um maior número de espermatozóides vivos pós-descongelação. No presente estudo, a percentagem de espermatozóides vivos do ejaculado foi significativamente maior em boa qualidade (81,44 ± 2,07 por cento) do que em ejaculados de má qualidade (57,28 ± 1,31 por cento) (Tabela 2). Mas a diferença na percentagem de espermatozóides vivos entre estes dois grupos não foi até agora estudada em espécies de mithun. Em mithun, a percentagem de viabilidade espermática através do método de massagem rectal foi de 68,53 ± 1,85 (Bhattacharyya *et al.* 2006), 80,6 ± 4,1 (Karunakaran *et al.* 2007) e através do método de vagina artificial foi de 80,7 ± 2,2, (Bhattacharyya *et al.* 2009), 71,73 ± 3,45 (Subodh Kumar e Bhattacharyya, 2009) e 98 ± 9 (Mondal *et al.* 2010) foi relatado. Relato semelhante como sêmen de boa qualidade tem maior percentagem de espermatozóides vivos do que o sêmen de má qualidade como relatado em bovinos (Gebreselassie,

2009: 82,57 ± 1,33 e 56,78 ± 1,71, Loyi, 2008: 78,32 ± 1,36 e 72,15 ± 2,18, Patel *et al:* A variação nos resultados pode dever-se às diferentes raças envolvidas (Saxena Tripathi, 1979) e à idade (Tornar *et al.* 1985). Isto pode dever-se ao efeito da raça e à competência técnica do observador.

5.1.7Percentagem de espermatozóides anormais

A percentagem de espermatozóides anormais foi significativamente menor em ejaculados de boa qualidade (7,15 ± 1,13 por cento) do que em ejaculados de má qualidade (16,16 ± 1,74) (Tabela 2). No presente estudo, a percentagem de anormalidade total de espermatozóides foi mais elevada do que em relatórios anteriores, uma vez que o sémen através do método de massagem rectal tinha 5,7 ± 0,2 por cento (Karunakaran *et al.* 2007) e através do método de vagina artificial tinha 4,8 ± 0,6 por cento (Mondal *et al.* 2010). Roberts (1982) opinou que, em uma amostra de sêmen fértil, a anormalidade total do esperma não deve exceder mais de 20%. No presente estudo, a anormalidade geral dos espermatozoides inclui anormalidades na cabeça, no meio e na cauda. Além disso, a anormalidade do esperma pode variar devido ao método de coleta, choque de temperatura (Hancock, 1952) e técnica empregada (Bishop *et al.* 1954). Assim, a diferença entre os ejaculados de boa e má qualidade pode ser atribuída a estes factores.

5.1.8Percentagem de integridade acrossomal

A percentagem de integridade acrossomal dos espermatozóides foi significativamente maior em ejaculados de boa qualidade (88,68 ± 2,25 por cento) do que em ejaculados de má qualidade (68,86 ± 1,96 por cento) (Tabela 2). Não existe nenhum relatório semelhante nas espécies de mithun. Mas em bovinos, Gebreselassie (2009) registou que a percentagem de acrossoma intacto de esperma de touros cruzados foi de 79,43 ± 1,10% e 64,17 ± 1,42% em sémen de boa e má qualidade, respetivamente, e foi significativa entre duas qualidades de ejaculados. A integridade acrosomal depende de factores como a idade dos touros (Javed *et al.* 2000); temperatura (Chandra *et al.* 1999), frequência das colheitas de sémen, excitação sexual antes da colheita (Badaway *et al.* 1973) e devido a variações em qualquer um dos factores acima referidos podem ter causado as diferenças com outros relatórios anteriores. O acrossoma pode ser separado da cabeça do esperma sob a influência de diferentes factores físicos e químicos (Hathway e Hartree, 1963; Hartree e Srivastava, 1965). A fertilidade óptima depende de o acrossoma estar estrutural e funcionalmente intacto (Srivastavaet *al.* 1965; Gebreselassieet *al.* 2012).

5.1.9Por cento de integridade da membrana plasmática

O estudo do estado funcional da membrana espermática é de particular importância, uma vez que uma membrana intacta e funcionalmente ativa é necessária para a manutenção da motilidade espermática, metabolismo, capacitação, reação do acrossoma e, consequentemente, para uma fertilização bem sucedida. Durante o HOST, os espermatozóides bioquimicamente activos, quando expostos ao stress hipo-osmótico devido ao influxo de água, sofrem inchaço e subsequentemente aumentam de volume para estabelecer o equilíbrio entre o compartimento fluido dentro dos espermatozóides e o ambiente extracelular. As mudanças osmóticas induzem alterações morfológicas típicas caracterizadas pela presença de área inchada na região da cauda. Essas mudanças têm sido consideradas como um indicador da integridade da membrana e da atividade funcional normal dos espermatozóides (Jeyendran *et al.* 1984).

O esperma HOST positivo por cento do ejaculado foi significativamente maior em boa qualidade (86,66 ± 2,25 por cento) do que em ejaculados de má qualidade (65,31 ± 1,91 por cento) (Tabela 2). Não há relatos semelhantes em espécies de mithun. Em bovinos, Gebreselassie *et al.* (2012) referiram que o sémen de boa qualidade (73,13 ± 1,50%) tem um valor de integridade plasmática mais elevado do que o sémen de má qualidade (54,56 ± 1,99%). Perumal (2008) e relatou que o sémen de boa qualidade (85,78±0,42%) tem maior integridade plasmática do que o sémen de má qualidade (80,38±0,32%) de bovinos cruzados.

A avaliação de rotina do sémen tem certas limitações para a previsão exaustiva da fertilidade do sémen de um touro. O HOST realça a permeabilidade da membrana do esperma à solução hipo-osmótica e a projeção de um valor mais elevado é uma indicação válida de membrana intacta e a amostra com um valor mais elevado é considerada potente para estabelecer a gravidez.

5.1.10 Percentagem de integridade nuclear

No presente estudo, a porcentagem de integridade nuclear dos espermatozóides foi significativamente maior em boa qualidade (86,72 ± 2,22 por cento) do que em ejaculados de má qualidade (66,13 ± 1,75 por cento) (Tabela 2). A análise da literatura não revelou qualquer estudo sobre a integridade nuclear/fragmentação do ADN em ejaculados de boa e má qualidade em espécies de mithun. Assim, a comparação adequada não pôde ser substituída por este estudo.

5.2 Análise de esperma assistida por computador (CASA)

No presente estudo, os resultados revelaram que a maioria dos parâmetros de motilidade espermática e velocidade de CASA foram significativamente maiores em ejaculados de boa qualidade em comparação com os ejaculados de má qualidade em espécies de mithun foram avaliados por Hamilton Thorne Sperm Analyser (Tabela 3).

A avaliação da motilidade do esperma usando os métodos microscópicos convencionais é difícil e subjectiva. Altas variações têm sido relatadas para a estimativa dos parâmetros de motilidade dos mesmos ejaculados (Mortimer *et al.* 1986). A análise computadorizada de esperma é uma técnica precisa usada para a avaliação dos parâmetros de motilidade e velocidade do sêmen de mithun. Um grande número de espermatozóides pode ser analisado individualmente num curto período de tempo (Verstegen *et al.* 2002).

Em comparação com os resultados do relatório de outros, os parâmetros de velocidade de touros mithun foram altamente variados (Farrell *et al.* 1996). Os parâmetros de motilidade e velocidade variam com factores como a idade, tempo de recolha, tempo entre ejaculações, reservas de energia dos espermatozóides, presença de agentes de ação superficial na membrana celular como aglutinantes e detergentes, viscosidade, osmolaridade, pH, temperatura, concentração iónica do plasma seminal e presença de elementos minerais como Cu, Zn e Mn e hormonas, prostaglandinas, etc. (Blasco, 1984).

O fenótipo de mobilidade espermática pode ser atribuído a parâmetros específicos de velocidade espermática de espermatozóides individuais, conforme determinado pela CASA. Os parâmetros de movimento VSL, LIN e BCF contribuem para o fenótipo geral de mobilidade espermática em touros, uma vez que estes foram todos significativamente mais elevados em ejaculados de boa qualidade do que em ejaculados pobres. No presente experimento, vários tipos de mobilidade espermática representando Velocidade curvilínea (VCL), Velocidade em linha reta (VSL), Velocidade média do caminho (VAP), Linearidade (LIN), Retidão (STR), Wobble (WOB), Amplitude do deslocamento lateral da cabeça (ALH), Frequência de batimento/cruzamento (BCF) são importantes para a hiper ativação do esperma e essenciais para a fertilidade. Os parâmetros VSL, VAP, VCL, LIN e BCF também foram significativamente mais elevados para o sémen classificado como de alta qualidade em comparação com os ejaculados de baixa qualidade. Resultados semelhantes foram observados no presente estudo. O parâmetro LIN é uma medida de linearidade e o parâmetro de movimento BCF indica o número de vezes que a trajetória do esperma cruza o caminho suavizado, ambos indicando progressão linear. Assim, os espermatozóides de alta mobilidade nadam mais rápido e mais reto do que os espermatozóides de baixa mobilidade. Isso pode ser biologicamente significativo porque o fenótipo de mobilidade do esperma, com base em pesquisas com ejaculados inteiros, é preditivo de fertilidade (Froman e Feltmann, 1998; Froman *et al*, 1999). Observações semelhantes foram registadas no presente estudo.

O resultado do presente estudo revelou que a percentagem de motilidade total e a motilidade progressiva para a frente foram significativamente mais elevadas em ejaculados de boa qualidade do que em ejaculados de má qualidade, enquanto a motilidade não progressiva e os espermatozóides estáticos foram mais elevados em ejaculados de má qualidade do que em ejaculados de boa qualidade (Tabela 3). Da mesma forma, os parâmetros de velocidade foram significativamente mais elevados no sémen de boa qualidade do que no de má qualidade.

A motilidade progressiva dos espermatozóides para frente, juntamente com certos parâmetros de velocidade, é essencial para que os espermatozóides alcancem a fertilização. As variáveis cinemáticas dos espermatozóides, como a motilidade progressiva para a frente, velocidade em linha reta (VSL), velocidade curvilínea (VCL), deslocamento lateral da cabeça (ALH) e linearidade (LIN) foram correlacionadas com a fertilidade do touro (Farrell *et al.* 1996; Perumal *et al.* 2011a). O VSL (µm/s) é a velocidade média do caminho da cabeça do espermatozoide ao longo de uma linha reta de sua primeira à última posição). O VCL (µm/s) é a velocidade média do caminho da cabeça do espermatozoide ao longo de sua trajetória real. A porcentagem de LIN é a razão entre VSL e VCL. O ALH (µm/s) é o valor médio do movimento extremo de lado a lado da cabeça do espermatozoide em cada ciclo de batimento. Um VCL e ALH significativamente maior dos espermatozóides foi observado no presente estudo, indicando grande flexão da peça média e grande amplitude de deslocamento lateral da cabeça. Isto significa a hiperactivação dos espermatozóides. A hiperactivação, por sua vez, implica um estado de alta energia dos espermatozóides, que é essencial para a penetração do esperma através do muco cervical e fusão com os oócitos (Aitken *et al.* 1985). A motilidade e a velocidade dos espermatozóides reflectem indiretamente a sua função mitocondrial. Em bovinos, parâmetros específicos de movimento têm sido reportados como estando relacionados com a fertilidade (Budworth *et al.* 1988; Farrell *et al.* 1996). No entanto, os limiares para estas caraterísticas de movimento ainda não foram estabelecidos de forma a reunir um consenso geral.

Descobertas recentes sugeriram que a avaliação de espermatozóides móveis numa amostra de sémen pode não ser considerada como um índice fiável para a avaliação do sémen. A medição objetiva e quantitativa de outras caraterísticas de movimento dos espermatozóides derivadas de observações de células individuais avaliadas pela CASA foram consideradas mais eficientes na previsão da fertilidade potencial da amostra de sémen (Mortimer, 1994). Além do uso da técnica computadorizada para prever a fertilidade do sémen, CASA pode ser uma ferramenta útil para estudar os efeitos de vários procedimentos *in-vitro* sobre a motilidade do esperma, bem como o fenómeno de hiperactivação do esperma (Farrellet *al.* 1993).

Os resultados do presente estudo foram diferentes dos de outros autores. Isto pode dever-se a vários factores, tais como o método de colheita de sémen, a qualidade inicial do sémen, o método de processamento do sémen para CASA, o tempo entre a colheita e a análise, a configuração do instrumento na análise da amostra, a precisão das câmaras de amostragem e o número de câmaras, o campo e o esperma examinados para fornecer materiais de amostragem estatística suficientes para análise (Farrell *et al.* 1995).

5.3 Atributos bioquímicos do sémen fresco

5.3.1Aspartato aminotransferase (AST) e Alanina aminotransferase (ALT)

No presente estudo, as actividades das enzimas desidrogenase e transaminase foram medidas para determinar a ação protetora e a fuga de enzimas durante a conservação do sémen a temperaturas ultra baixas. Não existe literatura disponível sobre o nível das enzimas transaminase (AST e ALT) no plasma seminal de touros mithun em ejaculados de boa e má qualidade.

No presente estudo, a atividade média de AST e ALT foi maior no sêmen de baixa qualidade (89,66 ± 3,42 e 18,39 ± 1,14 µ mol/litro) do que no sêmen de boa qualidade (80,55 ± 1,64 e 13,54 ± 1,26 µ mol/litro). A razão pode ser devido a danos na membrana plasmática dos espermatozoides ou à natureza frágil do sémen de má qualidade do que dos ejaculados de boa qualidade, o que leva à libertação de LDH da célula (Tabela 4).

AST e ALT são essenciais para os processos metabólicos que fornecem energia para a sobrevivência, motilidade e fertilidade dos espermatozóides e estas actividades de transaminase no sémen são bons indicadores da qualidade do sémen porque medem a estabilidade da membrana do esperma (Lopez *et al.* 1989). Assim, o aumento da percentagem de espermatozóides anormais no ejaculado provoca uma elevada concentração de enzimas transaminases no fluido extracelular devido a danos na membrana dos espermatozóides e à facilidade de fuga de enzimas dos espermatozóides (Dogan *et al.* 2009). Além disso, o aumento das actividades de AST e ALT no plasma seminal e nos ejaculados de sémen de má qualidade (Quadro 4) pode dever-se à instabilidade estrutural do esperma (Corteel, 1980) ou à natureza frágil da membrana do esperma. No presente estudo, os níveis de AST e ALT foram mais elevados nos ejaculados de má qualidade, uma vez que desestabilizam a integridade da membrana do acrossoma, do plasma, das mitocôndrias e dos flagelos do esperma.

5.3.2 Desidrogenase do ácido lático (LDH)

A LDH é uma enzima de distribuição quase universal no organismo que catalisa a transaminação reversível do piruvato em lactato. No sémen, localiza-se principalmente na região da peça média (Dhami, 1992). Tal como a ALT e a AST, a LDH é também uma enzima metabólica essencial responsável por processos metabólicos que fornecem energia para a sobrevivência, motilidade, capacitação e fertilidade dos espermatozóides (Sirat *et al.* 1996). Foi proposto que o fluido seminal LDH pode ser usado como um bom indicador da viabilidade do esperma (Stamatiads *et al.* 1984). Pesch *et al.* (2006) relataram a correlação entre LDH e motilidade, motilidade progressiva e espermatozóides vivos, o que pode indicar que a LDH extracelular assegura o metabolismo dos espermatozóides. No presente estudo, a concentração de LDH extracelular aumentou significativamente no plasma seminal de ejaculados de boa qualidade (306,57 ± 4,41 IU/Litro) do que em ejaculados de má qualidade (237,88 ± 6,88 IU/Litro) em touros mithun (Tabela 4). Assim, foi proposto que níveis mais altos de LDH no plasma seminal de sémen fresco podem ser usados como um bom indicador de maior motilidade, motilidade progressiva e esperma vivo de ejaculados (Dube *et al.* 1982). No entanto, não existe literatura disponível sobre o nível da enzima desidrogenase (LDH) no plasma seminal de touros mithun em ejaculados de boa e má qualidade.

5.3.3 Proteína total do plasma seminal

A proteína total no fluido do plasma seminal influencia várias funções do esperma, tais como capacitação, reação acrossómica, motilidade, integridade do ADN e interação com o oócito (Moura *et al.* 2007). O nível de proteína total do plasma seminal no sémen fresco de ejaculados de sémen de boa qualidade (8,28 ± 0,95 g/dl) foi significativamente mais elevado do que os ejaculados de má qualidade (6,58 ± 0,90 g/dl) (Tabela 4). Mas algumas proteínas específicas podem ser responsáveis pela congelabilidade do sêmen, que não pode ser diferenciada entre os dois grupos simplesmente estimando a proteína total. Além disso, até agora não existe nenhum relatório sobre o nível total de proteína do plasma seminal de ejaculados de boa e má qualidade em touros mithun. Mohanty (1999) encontrou uma média mais alta de proteína seminal total (6.15 ± 0.81 g %) em touros de baixa congelabilidade do que em touros de boa congelabilidade (5.28 ±0.11 g %). Dhami *et al.* (2003) relataram um valor médio baixo de proteína do ejaculado estático do que do ejaculado móvel, o que corrobora o valor numérico mais alto da proteína total do plasma seminal nas amostras altamente móveis no presente estudo. Da mesma forma, Singh *et al.* (1989) registaram uma associação positiva entre os valores proteicos do sémen e a sua congelabilidade. A razão poderia ser a grande importância da proteína para a motilidade e sobrevivência dos espermatozóides durante o armazenamento (Singh *et al.* 1989; Moura *et al.* 2007). Sabe-se também que as proteínas do plasma seminal têm uma ação protetora para os espermatozóides contra a peroxidação lipídica (Schoneck *et al.* 1996). Esta diferença pode ser devida a diferentes critérios de seleção de ejaculados congeláveis e não congeláveis; frequência de recolha, método utilizado para estimativa, idade e número de touros estudados e estação do ano (Dhami, 1992). Sabe-se também que as proteínas do plasma seminal têm uma ação protetora dos espermatozóides contra a peroxidação lipídica (Schoneck *et al.* 1996), especialmente a proteína ácida do fluido seminal (aSFP). Jobim *et al.* (2004) relataram a presença de quatro proteínas: proteína ácida do fluido seminal, clusterina, proteína seminal bovina (BSP A1/A2) e BSP A3 em sêmen bovino com maior congelabilidade e lipocalina como a prostaglandina D sintase (PGDS) com sêmen de menor congelabilidade. Essas proteínas poderiam ser usadas como marcadores de congelabilidade do sémen.

5.4 Perfis de enzimas antioxidantes

5.4.1 Glutatião (GSH), glutatião peroxidase (GSHPx) e glutatião redutase (GSHRx)

Devido ao facto de a membrana dos espermatozóides dos mamíferos ter um elevado teor de ácidos gordos poli-insaturados, os espermatozóides são muito susceptíveis à LPO, alterando a motilidade e a integridade da membrana, uma vez que altera a transição de fase da membrana dos espermatozóides e danifica o ADN dos espermatozóides (Griveau *et al.* 1995; Perumal *et al.* 2011a; Perumal *et al.* 2011b) e, em última análise, afecta a fertilidade do touro mithun. Por conseguinte, é crucial que o sistema reprodutor masculino esteja bem protegido contra lesões oxidativas. O sémen de mamíferos contém normalmente anti-oxidantes, incluindo glutatião reduzido, catalase, superóxido dismutase, glutatião redutase e glutatião peroxidase, que podem compensar a peroxidação lipídica. No presente estudo, as actividades destes antioxidantes foram significativamente ($p<0,05$) mais elevadas nos bons ejaculados do que nos maus ejaculados (Quadro 5). Os factores que afectam a produção de testosterona e a função das glândulas sexuais acessórias, especialmente o epidídimo e as vesículas seminais, fazem com que a produção destes antioxidantes diminua, uma vez que estes são derivados do epidídimo (Fouchecourt *et al.* 2000; Zini *et al.* 2002), especialmente do epidídimo caudado (Mueller *et al.* 1998) e da vesícula seminal (Tramer *et al.* 1998) para o sémen. Estas glândulas sexuais acessórias e o epidídimo são termo-sensíveis e dependentes dos androgénios (Saeed *et al.* 1994). No presente estudo, estes antioxidantes eram mais baixos nos ejaculados de má qualidade do que nos ejaculados de boa qualidade, o que pode ser devido a uma variação na secreção de testosterona ou a qualquer perturbação da glândula endócrina ou da proteção térmica dos órgãos reprodutores. No entanto, no nosso estudo, não foi efectuada a medição do perfil hormonal. Várias linhas de evidência indicam uma deficiência grave das funções endocrinológicas dos testículos; existe uma diminuição drástica do número de receptores de LH (Risbridger *et al.* 1981) e uma deficiência da captação de gonadotropinas (Sharpe, 1983) nos testículos. Além disso, foi observado um declínio na atividade das enzimas associadas à biossíntese de androgénios (Llaurado *et al.* 1963) e uma diminuição da produção de proteínas de ligação aos androgénios (Kerr *et al.* 1979) nos animais afectados, que continuam a ejacular ejaculados de má qualidade e não congeláveis. No entanto, não existe literatura disponível sobre o nível destes antioxidantes no sémen de touros mithun, especialmente em ejaculados de boa e má qualidade.

O glutatião (GSH) é o tiol não proteico mais abundante nas células dos mamíferos e está presente principalmente na forma reduzida (GSH) e apenas uma pequena quantidade na forma oxidada (CSSG). O papel desempenhado pelo glutatião e o seu metabolismo no sémen de mithun ainda não está bem estabelecido. O sistema antioxidante da glutationa consiste em glutationa reduzida (GSH), glutationa oxidada (GSSG), glutationa redutase (GSHRx), glutationa peroxidase (GSHPx) e glutationa - s - transferase. A GSHRx estimula a redução de GSSG a GSH. Isto assegura um fornecimento constante do substrato redutor (NADPH) à GSHPx. A glicose -6-fosfato desidrogenase (G6PD) é necessária para a conversão de NADP em NADPH, é chamada de ciclo de oxidação-redução de GSH no esperma e no plasma seminal. É afetada por vários factores (Ahotupa e Huhtaniemi, 1992) em touros mithun, particularmente aqueles que ejaculam ejaculados de má qualidade e não congeláveis.

5.4.2Catalase (CAT) e capacidade antioxidante total (TAC)

A catalase é um antioxidante tetrâmero de quatro cadeias polipeptídicas que se encontra em quase todos os organismos vivos expostos ao oxigénio. Este antioxidante é derivado do epidídimo e da vesícula seminal e desintoxica o peróxido de hidrogénio intracelular e extracelular, reduzindo o H2O2 a H_2 O e O_2, eliminando a potencial toxicidade das ROS (Aitken, 1995) e pode reduzir a perda de motilidade causada pelas ROS geradas pelos leucócitos (de Lamirande e Gagnon, 1995). No presente estudo, a concentração de CAT diminuiu nos ejaculados de má qualidade (Quadro 5) porque pode haver um defeito na função normal dos testículos e das glândulas sexuais acessórias (Ahotupa e Huhtaniemi, 1992). No presente estudo, houve uma diferença significativa ($p<0,05$) na atividade da catalase entre a boa e a má qualidade na fase fresca. Mas, até à data, não existe qualquer relatório que indique os níveis destes antioxidantes no sémen de touros mithun de boa e má qualidade.

No presente estudo, a concentração de CAT diminuiu em ejaculados de má qualidade, uma vez que pode haver alguma condição inflamatória ou infecções, que podem afetar a função normal dos testículos e das glândulas sexuais acessórias (Ahotupa e Huhtaniemi, 1992) (Quadro 5). Mas, normalmente, o plasma seminal é uma fonte potente deste antioxidante, CAT (Kobayashi *et al.* 1991). Os resultados do presente estudo, a desintoxicação de espécies reactivas de oxigénio e o stress oxidativo concomitante, podem estar implicados nos mecanismos bioquímicos responsáveis pela disfunção testicular neste animal. A manutenção da integridade da estrutura altamente especializada deve ser de vital importância para a função espermática. Os altos níveis de material poliinsaturado facilmente peroxidável expõem os espermatozóides a um stress oxidativo excessivo e a atividade Cat das amostras de esperma é um bom preditor do seu tempo de sobrevivência.

5.4.3Colesterol total

O colesterol é conhecido por ser um dos principais componentes do plasma seminal (Zarintas *et al.* 1996). Vários estudos demonstraram que o influxo de colesterol reduz a reação espontânea do acrossoma (Davis, 1980). No entanto, o seu efluxo mimetiza a capacitação e a reação do acrossoma (Therien *et al.* 1997). Juntamente com os fosfolípidos, o colesterol é necessário para a integridade física da célula e assegura a fluidez da membrana celular. O colesterol desempenha um papel especial na membrana do esperma porque a sua libertação da membrana do esperma inicia o passo chave no processo de capacitação e reação de acrossoma que é crucial para a fertilização (Witte e Schafer-Somi, 2007). Além disso, a adição de colesterol aos diluentes antes da descongelação aumenta a resistência do esperma ao stress causado pelos procedimentos de congelação-descongelação, preservando a motilidade do esperma e o potencial de fertilização (Moore *et al.* 2005).

No presente estudo, o conteúdo de colesterol total do plasma seminal foi significativamente ($p<0,05$) maior em ejaculados de boa qualidade (99,16 ± 4,81 mg/dl) do que em ejaculados de má qualidade em touros mithun (73,40 ± 4,36 mg/dl) (Tabela 5). Da mesma forma, o conteúdo de colesterol dos espermatozóides do touro mithun de boa qualidade (26,85 ± 1,73 $\mu g/10^8$ espermatozóides) foi significativamente maior do que nos ejaculados de baixa qualidade (23,01 ± 1,72 $\mu g/10^8$ espermatozóides) (Tabela 5). O relatório anterior também mostrou uma grande variação dentro das espécies. 2,92 ±0,2 nmol de colesterol não esterificado /10 espermatozóides, 1,13 ± 0,12 $nmol/10^7$ espermatozóides (Zarintash e Cross, 1996) em humanos, 720 ± 41 $\mu g/5x10^9$ espermatozóides em touro de espermatozóides inteiros (Therien *et al.*, 1998), colesterol livre 143 ±29.9 $\mu g/10^9$ espermatozóides em javali (Cerolini *et al.*, 2001), colesterol livre 16.2 ±0.3 $\mu g/10^9$ espermatozóides em peru (Douard *et al.*, 2000) foi relatado anteriormente. No entanto, a pesquisa da literatura disponível não indica nenhum relato do conteúdo de colesterol no sêmen e espermatozóides do touro mithun.

Singh *et al.* (2013) relataram que o sêmen congelável (10,69 ± 0,3 µg/50 × 106 espermatozóides) contém maior colesterol total do que ejaculados não congeláveis (11,12 ± 0,32 µg^0 × 106 espermatozóides) em búfalos. Tal como os fosfolípidos, o colesterol também actua como um agente crioprotector e isolante da membrana plasmática do esperma, causando assim uma diminuição da sua permeabilidade e um aumento da sobrevivência do esperma. O alto teor de colesterol do plasma seminal fornece um tipo de mecanismo compensatório para fornecer proteção adicional aos espermatozóides de várias mudanças climáticas. Portanto, a estimativa do conteúdo lipídico do plasma do esperma seria útil para prever as qualidades crioprotetoras do sêmen, pois o choque frio resultou na contração da bainha lipoprotéica do esperma, causando a rutura do manto protetor e o vazamento de substâncias intracelulares vitais. Mas Bhavasar *et al.* (1988) relataram que correlações negativas significativas do colesterol do plasma seminal com a motilidade inicial, pré-congelamento e pós-descongelamento e fertilidade do sémen congelado.

5.4.4Peroxidação lipídica

Os efeitos da peroxidação lipídica nos espermatozóides são numerosos, tais como danos nas membranas, perda irreversível de motilidade, inativação de enzimas e elevada taxa de fuga de constituintes intracelulares dos espermatozóides como a adenina, a piridina e as enzimas (Jones e Mann, 1977; Alvarez e storey, 1982), danos nas proteínas e no ADN (Marnett, 2002; Kadirvel, 2006; Kashimanicham *et al.* 2006; Mayuri, 2006).

No presente estudo, o nível de LPO de bons ejaculados (3,16 ± 0,65 µmol/ml) foi significativamente menor do que os ejaculados pobres (6,64 ± 1,08 µmol/ml) (Tabela 5). No entanto, não há relatórios disponíveis sobre o nível de LPO de espermatozóides frescos em ejaculados de boa ou má qualidade em espécies de mithun. A diferença na quantidade de LPO registada pode ser devido à variação nos mecanismos de defesa antioxidante intrínsecos e extrínsecos nas células de esperma, bem como no plasma seminal e níveis de ROS produzidos (Griveau *et al.* 1995; Bilodeau *et al.* 2000). Vários estudos atribuíram a peroxidação lipídica da membrana (LPO) como uma das causas da função defeituosa do esperma no sémen fresco (Aitken *et al.* 1995). Em búfalos, um nível mais alto de LPO foi relatado por Bun Air *et al.* (2006) em comparação com bovinos, o que pode ser devido à presença de mais ácidos gordos insaturados nos espermatozóides de búfalos. A taxa mais baixa de peroxidação pode ser devido à composição equilibrada de Na e K no fluido extracelular (Alvarez e Storey, 1982). Outra razão para o baixo nível de MDA no sémen de bovino pode ser devido à ação protetora da proteína do plasma seminal como foi visto pela adição de plasma seminal de touro que reduziu consideravelmente as taxas de LPO no sémen de carneiro (Jones e Mann, 1977; Alvarez e Storey, 1984). LPO em espermatozóides é negativamente correlacionado com a porcentagem de espermatozóides móveis progressivos, porcentagem de espermatozóides morfologicamente normais e positivamente correlacionado com a porcentagem de defeitos primários de esperma como foi demonstrado por muitos trabalhadores (Jones e Mann, 1977; Cassani *et al.* 2005; Kasimanickam *et al.* 2006; Nair *et al.* 2006).

5.5 Atributos físico-morfológicos no sémen pré-congelado e pós-descongelado

O objetivo final do presente estudo foi descobrir o efeito de diferentes concentrações de LDL (8% e 10%) na congelabilidade do sémen de mithun. Isto foi avaliado pela motilidade, vivacidade, integridade acrosomal, anormalidade morfológica total, membrana plasmática e integridade nuclear, diferentes actividades enzimáticas antioxidantes e fuga de enzimas dos espermatozóides e produção de malondialdeído no nível pré-congelamento e pós-descongelamento.

5.5.1 Percentagem de motilidade individual

O melhor e mais simples método para julgar a qualidade do esperma é a avaliação da sua motilidade no sémen criopreservado e é o principal critério para avaliar a congelabilidade das amostras de sémen (Sagdeo *et al.* 1990). A análise de variância deste parâmetro revelou que houve uma diferença significativa ($p<0,05$) entre os três grupos experimentais em ejaculados de boa e má qualidade na fase de pré-congelação (Tabela 6) e em ejaculados de boa e má qualidade e congeláveis e não congeláveis na fase de pós-congelação (Tabela 10,11) da preservação do sémen. Destes, LDL 8% teve uma percentagem significativamente maior de motilidade individual de esperma do que os outros dois grupos em ejaculados de boa qualidade e congeláveis em comparação com sémen de má qualidade e não congelável.

Neste estudo, 36% do sémen de boa qualidade acabou por não ser congelável e 12% do sémen de má qualidade deu PTM de 40% ou mais. Mishra e Tyagi (2006) relataram que 5 a 15% do sémen armazenado foi descartado devido à perda de motilidade dos espermatozóides. Singh *et al.* (2013) relataram que ejaculados congeláveis (50,53 ± 1,55%) tiveram maior motilidade pós-descongelamento de espermatozóides do que ejaculados não congeláveis (23,67 ± 2,16%). Gebreselassie (2009) relatou que a motilidade média individual dos espermatozóides foi significativamente maior em sêmen de boa qualidade (65,33 ± 0,98% e 33,83 ± 2,43%) do que em sêmen de má qualidade (38,33 ± 2,06% e 18,89 ± 3,13%) na fase de pré-congelamento e pós-descongelamento da preservação do sêmen. Sharma *et al.* (1992) relataram uma redução de quase 14,5% na motilidade em relação à inicial, o que pode ser devido a danos durante o processo de criopreservação (Alvarez e Storey, 1992). A motilidade pós-descongelamento de espermatozóides de várias raças de sêmen de touro bovino relatada por vários trabalhadores cai entre 19,17% (Prasad, 1997) e 53% (Mohanty, 1999). Loyi (2008) relatou uma motilidade média pós-descongelamento de espermatozóides de 55,83 ± 8,28 por cento em touros cruzados. Em búfalos, foi relatado como 42,29 ± 1,12 (Mayuri, 2006). Uma explicação provável para a fraca motilidade e congelabilidade em certas amostras de sémen pode ser devido ao método de massagem de recolha e cruzamento com outras estirpes de mithun, uma vez que as estirpes puras de mithun têm melhores atributos seminais do que os mithuns cruzados como no gado (Prasad *et al.* 2000; Tyagi *et al.* 2000).

No presente estudo, observou-se que o sémen contendo 8% de LDL tinha maior motilidade espermática do que o controlo ou 10% de LDL, semelhante a Moussa *et al.* (2002), Nauc e Manjunath (2000), Hu *et al.* (2011), Hu *et al.* (2010) e Amirat - Briand *et al.* (2010). Neste estudo, o extensor contendo 8% de LDL proporcionou a melhor proteção da integridade do acrossoma dos espermatozóides, possivelmente através de uma ação direta através da troca ou reparação dos fosfolípidos da membrana acrossomal ou simplesmente porque o extensor contendo LDL era menos rico em progesterona do que a gema de ovo devido ao efeito de filtragem da membrana de diálise. Além disso, sabe-se que a motilidade do esperma é parcialmente dependente do transporte da membrana (Correa e Zavos, 1994). A adição de 10% de LDL tem uma motilidade espermática mais baixa tanto no sémen de boa como no de má qualidade, uma vez que o aumento da concentração de LDL no extensor acima de 10% leva a uma mudança na pressão osmótica do extensor e pode ser prejudicial para os espermatozóides durante a criopreservação.

Diminuição da motilidade espermática pós-descongelamento e redução do metabolismo espermático foram demonstrados tanto para o esperma de touro (Pace e Graham, 1970) como de carneiro (Watson e Martin, 1976) congelado em extensor com gema de ovo. Além disso, os efeitos negativos da gema de ovo inteira na viabilidade do esperma foram atribuídos à ação das lipoproteínas de alta densidade (HDL), moléculas maiores contidas nos grânulos (Pace e Graham, 1974; Therien *et al.* 1999;

Demaniowicz e Strzezek, 1996). A crioprotecção melhorada é possível no presente estudo porque as substâncias prejudiciais estão ausentes no extensor de LDL. Além disso, foi demonstrado que a composição da gema de ovo varia consoante as raças e a alimentação das galinhas (Watson, 1976). Nas nossas experiências, os ovos frescos foram comprados na mesma exploração e as galinhas foram criadas com a mesma alimentação durante o ciclo de postura. Assim, a composição do LDL deve ser a mesma. A gema de ovo é conhecida por proteger o esperma, mas também é conhecida por conter substâncias que inibem a respiração do esperma (Kampshmidt *et al.* 1953).

5.5.2 Percentagem de habitabilidade

No presente estudo, a análise deste parâmetro revelou que os ejaculados de boa qualidade têm uma percentagem mais elevada de viabilidade espermática do que os de má qualidade na fase de pré-congelação (Tabela 6) e que os ejaculados de boa qualidade e congeláveis têm uma viabilidade espermática mais elevada do que os de má qualidade e os não congeláveis na fase de pós-congelação (Tabela 10, 11) da preservação do sémen. Singh *et al.* (2013) relataram que os ejaculados congeláveis (65,22 ± 1,14%) apresentaram maior livability espermática pós-descongelamento do que os ejaculados não congeláveis (35,92 ± 2,28%). Gebreselassie (2009) relatou que a média de vivacidade espermática dos espermatozóides foi significativamente maior em sêmen de boa qualidade (71,30 ± 1,23% e 51,10 ± 1,86%) do que em sêmen de má qualidade (49,78 ± 1,58% e 36,92 ± 2,39%) na fase de pré-congelamento e pós-descongelamento da preservação do sêmen. A adição de 8% de LDL no sémen teve uma maior capacidade de vida dos espermatozóides do que os outros tratamentos e o grupo de controlo, tanto em ejaculados de boa como de má qualidade. Nenhum estudo foi realizado sobre o efeito do LDL na percentagem de esperma vivo e morto do sémen de mithun em geral e em ejaculados de mithun de boa e má qualidade ou congeláveis e não congeláveis em particular. Em bovinos, foi relatado que 8% de LDL é mais adequado do que 10% e o controlo é semelhante ao de Moussa *et al.* (2002), Nauc e Manjunath (2000), Hu *et al.* (2011), Hu *et al.* (2010) e Amirat-Briand *et al.* (2010). Como 10% de LDL causa alterações na pressão osmótica do extensor, pode levar a uma fraca viabilidade espermática e, no controlo, a gema de ovo inteira contém um elevado nível de lipoproteína de alta densidade, hormona esteroide como a progesterona e os seus precursores e um elevado nível de cálcio causa um efeito adverso na viabilidade espermática do esperma no presente estudo. Do mesmo modo, a concentração variável de LDL melhorou a viabilidade espermática dos espermatozóides no controlo e no grupo III, variando consoante as diferentes espécies, como a bubalina, que é de 10% (Akhter *et al.* 2011), a canina, de 6% (Bencharif *et al.* 2008), a ovina, de 8% (Tonieto *et al.* 2010) e a suína, de 12% (Cerezales *et al.* 2012). Além disso, o sémen de boa qualidade e congelável a 8% de LDL proporcionou uma maior viabilidade espermática do que os ejaculados pobres e não congeláveis, uma vez que 8% de LDL potencia a viabilidade dos espermatozoides em ambos os grupos. No entanto, a viabilidade inicial dos espermatozóides era fraca em sémen de má qualidade. Além disso, o sémen foi recolhido através do método de massagem rectal e o sémen de boa e má qualidade foi selecionado com cuidado e seriedade.

5.5.3 Percentagem de espermatozóides anormais

A anormalidade morfológica total dos espermatozóides, no presente estudo, revelou que os ejaculados de boa qualidade têm um valor significativamente ($p<0,05$) menor do que os ejaculados de má qualidade no pré-congelamento (Tabela 6) e que os ejaculados de boa qualidade e congeláveis têm uma anormalidade espermática menor do que os ejaculados de má qualidade e não congeláveis na fase de pós-descongelamento (Tabela 10, 11) da preservação do sémen. Dos três tratamentos, o sémen adicionado com 8% de LDL tem menor anormalidade espermática tanto em ejaculados de boa como de má qualidade. Nenhum estudo foi conduzido sobre o efeito do LDL na anormalidade espermática total do sêmen de mithun. 8% LDL foi mais adequado para a preservação do sémen de mithun do que 10% LDL como no gado porque o LDL é composto por cerca de 87% de lípidos e 12% de proteínas, é de forma esférica com um diâmetro médio de cerca de 35nm (Anton *et al.* 2003), que se baseia num núcleo de triglicéridos rodeado por uma película de proteínas e fosfolípidos (Cook e Martin, 1969), assim 8% LDL continha uma quantidade óptima de lípidos e proteínas do que 10% LDL. Além disso, a gema de ovo, como tal, contém um elevado nível de lipoproteína de alta densidade, progesterona e um elevado nível de cálcio, o que provoca uma capacitação prematura e uma reação acrossomal prematura, causando um efeito deletério na normalidade dos espermatozóides no grupo controlado, tanto no sémen de boa como de má qualidade. Durante o congelamento-descongelamento, 8% de LDL é rompido e o fosfolipídio ideal é liberado no meio, o que poderia formar uma película protetora na superfície das membranas do esperma (Cookson *et al.* 1984), enquanto 10% de LDL causa excesso de liberação de fosfolipídio, o que leva a mudanças na pressão osmótica do extensor, levando a uma anormalidade maior do que 8% de LDL no estágio pré-congelamento e pós-descongelamento da preservação do sêmen. Foi observado um relatório semelhante em bovinos, uma vez que a LDL a 8% era mais adequada e apresentava menos anomalias do que o controlo ou a LDL a 10%, à semelhança de Moussa *et al.* (2002), Nauc e Manjunath (2000), Hu *et al.* (2011), Hu *et al.* (2010) e Amirat-Briand *et al.* (2010). Mas o efeito da concentração de LDL na anormalidade espermática no extensor de sémen é específico da espécie, como bubalino é 10% (Akhter *et al.* 2011), canino 6% (Bencharif *et al.* 2008), ovino 8% (Tonieto *et al.* 2010) e suíno 12% (Cerezales *et al.* 2012).

5.5.4 Percentagem de integridade acrossomal

O desprendimento do acrossoma ou a perda da integridade do acrossoma pode resultar na diminuição do ATP e na perda de enzimas e proteínas intracelulares dos espermatozóides. Devido à perda da integridade acrossomal, os espermatozóides podem ser altamente móveis, mas não férteis. Por conseguinte, a integridade acrossomal deve ser sempre uma parte importante da avaliação dos espermatozóides (Kumar, 2006). No presente estudo, a análise deste parâmetro revelou que os ejaculados de boa qualidade e congeláveis têm um maior número de espermatozóides com acrossoma intacto do que os ejaculados de má qualidade e não congeláveis. Além disso, o sémen adicionado com 8% de LDL tem um número mais elevado de acrossomas intactos do que o tratamento com 10% de LDL e os grupos de controlo em ejaculados de boa e má qualidade no pré-congelamento (Tabela 6). No entanto, nenhum estudo foi realizado sobre o efeito da LDL na integridade acrossomal do esperma no sémen de mithun. Mas um relatório semelhante foi observado em bovinos, onde os espermatozóides com 8% de LDL no sémen mostraram maior integridade acrosomal do que o controlo ou 10% de LDL, semelhante a Moussa *et al.* (2002), Nauc e Manjunath (2000), Hu *et al.* (2011), Hu *et al.* (2010) e Amirat - Briand *et al.* (2010). A diferença na percentagem de acrossomas intactos entre ejaculados de boa qualidade e congeláveis e de má qualidade e não congeláveis pode dever-se a uma maior percentagem de espermatozóides com acrossomas intactos na fase fresca e, muitas vezes, à superioridade da resistência dos espermatozóides de boa qualidade em comparação com os de má qualidade.

A integridade acrossomal dos espermatozóides é protegida pela LDL de duas maneiras. Primeiro, a associação de LDL (fração de lipoproteína de baixa densidade) com proteínas BSP protege os espermatozóides, impedindo a ligação de BSP na superfície dos espermatozóides intrinsecamente. Em segundo lugar, o lípido da LDL poderia associar-se à membrana acrossomal do esperma e preservar a integridade do acrossoma durante a preservação do esperma (Nauc e Manjunath, 2000). Assim, o LDL pode oferecer proteção aos espermatozoides para manter a integridade acrossomal dos espermatozoides. Singh *et al.* (2013) relataram que os ejaculados congeláveis (60,08 ± 1,00 %) tinham maior integridade acrossomal pós-descongelamento dos espermatozóides do que os ejaculados não congeláveis (31,92 ± 3,31%). Gebreselassie (2009) relatou que a integridade acrossomal média dos espermatozóides foi significativamente maior em sêmen de boa qualidade (79,43 ± 1,10% e 63,17 ± 1,28%) do que em sêmen de má qualidade (64,17 ± 1,42% e 49,89 ± 1,65%) na fase de pré-congelamento e pós-descongelamento da preservação do sêmen

Os espermatozóides que sofrem espontaneamente uma reação de acrossoma após a ejaculação ou após a congelação são incapazes de se ligar à zona pelúcida e, por conseguinte, são incapazes de fertilizar o oócito (Yanagimachi, 1994). Witte *et al.* (2009) afirmaram que a gema de ovo parece impedir um aumento significativo de espermatozóides capacitados. Neste estudo, o extensor contendo 8% de LDL forneceu a melhor proteção da integridade do acrossoma dos espermatozóides, possivelmente através de uma ação direta através da troca ou reparação de fosfolípidos da membrana acrossomal ou, possivelmente, simplesmente porque o extensor contendo LDL era menos rico em progesterona do que a gema de ovo devido ao efeito de filtragem da membrana de diálise ou mecanismo acima mencionado. Mas 10% de LDL tem menos acrossoma intacto tanto no sémen de boa como no de má qualidade, uma vez que o aumento da concentração de LDL no extensor acima de 10% leva a alterações na pressão osmótica do extensor e pode ser prejudicial para os espermatozóides que levam à diminuição do número de espermatozóides com membrana acrossomal intacta após a congelação-descongelação.

5.5.5Percentagem de integridade da membrana plasmática

A integridade da membrana plasmática do espermatozoide, a motilidade e a integridade acrossomal do espermatozoide são essenciais para a capacidade de fertilização do espermatozoide. Um teste de dilatação hipo-osmótica pode avaliar os aspectos funcionais e fisiológicos da potencialidade da membrana (Srivastava e Kumar, 2006). No presente estudo, a integridade funcional da membrana plasmática dos espermatozóides foi avaliada utilizando o HOST, que é um método simples, rápido e pouco dispendioso.

No presente estudo, a análise deste parâmetro revelou que os espermatozóides de ejaculados de boa qualidade têm uma integridade da membrana plasmática significativamente mais elevada do que os ejaculados de má qualidade e o sémen adicionado com 8% de LDL também teve uma percentagem mais elevada de espermatozóides com integridade da membrana plasmática do que 10% de LDL e o grupo de controlo em ejaculados de boa e má qualidade na fase de pré-congelação (Tabela 6). Os ejaculados de boa qualidade e congeláveis têm uma maior integridade da membrana plasmática do que os ejaculados de má qualidade e não congeláveis na fase de pós-descongelação (Tabela 10, 11) da preservação do sémen. Tanto quanto é do nosso conhecimento, não existe atualmente qualquer referência sobre a integridade da membrana plasmática dos espermatozóides em ejaculados de boa e má qualidade, bem como sobre o maior número de espermatozóides presentes no sémen com 8% de LDL, e sobre os efeitos do LDL na qualidade do sémen. Um relatório semelhante foi observado também em bovinos onde 8% de LDL do que o controlo ou 10% de LDL semelhante a Moussa *et al.* (2002), Nauc e Manjunath (2000), Hu *et al.* (2011), Hu *et al.* (2010) e Amirat - Briand *et al.* (2010). Gebreselassie (2009) relatou que a integridade média da membrana plasmática dos espermatozóides foi significativamente maior em sêmen de boa qualidade (64,83 ± 1,80% e 40,08 ± 1,46%) do que em sêmen de má qualidade (46,17 ± 1,67% e 34,17 ± 1,89%) na fase de pré-congelamento e pós-descongelamento da preservação do sêmen

A criopreservação pode afetar a organização lipídica e a composição química da membrana plasmática do esperma (Amann e Pickett, 1987). O extensor contendo LDL é menos complexo na composição química do que o extensor padrão de gema de ovo, que tem uma forte ação protetora sobre a membrana plasmática dos espermatozóides que foram submetidos a criopreservação (Vera-

Munoz *et al.* 2009). O LDL reduz direta ou indiretamente as modificações da membrana dos espermatozóides durante o processo de congelação-descongelação e é o principal responsável pela ação protetora (Bergeron *et al.* 2004). O lípido da LDLF (fração de lipoproteína de baixa densidade) poderia associar-se à membrana do esperma e preservar a integridade da membrana plasmática do esperma durante a preservação do esperma.

O extensor contendo LDL na presente experiência possivelmente protege o esperma das seguintes maneiras. Primeiro, a associação com as proteínas BSP protege o esperma, impedindo a ligação de BSP na superfície dos espermatozóides intrinsecamente. Em segundo lugar, o lípido da LDL poderia associar-se com a membrana do esperma e preservar a integridade da membrana plasmática durante a preservação do esperma. A LDL tinha uma capacidade muito elevada de ligação à proteína BSP e a ligação era rápida, específica e estável mesmo após a congelação-descongelação do sémen. Foi demonstrado que depois de congelado e descongelado, o sémen diluído com extensor contendo gema de ovo continha quase 80% menos proteínas BSP do que o esperma de ejaculados frescos (Nauc e Manjunath, 2000). A gema de ovo - LDL foi o único componente da gema de ovo que se liga especificamente com as proteínas BSP, assim, o sequestro de proteínas BSP pela LDL pode representar o principal mecanismo de proteção do esperma pela gema de ovo (Manjunath *et al.* 2002). Além disso, Manjunath *et al.* (2002) sugeriram que o papel benéfico da LDP não se limita à ligação direta da LDL à membrana plasmática do esperma, mas pode envolver uma interação entre as proteínas BSP, a LDP e a membrana do esperma. Assim, a LDL pode oferecer proteção aos espermatozóides, reduzindo o efeito deletério das proteínas do plasma seminal nas membranas dos espermatozóides.

5.5.6Percentagem de integridade nuclear

No presente estudo, a percentagem de integridade nuclear dos espermatozóides revelou que os ejaculados de boa qualidade têm uma percentagem mais elevada de espermatozóides com integridade nuclear do que os de má qualidade e que o sémen com adição de LDL a 8% também tem uma percentagem mais elevada de espermatozóides com integridade nuclear do que os outros tratamentos e o grupo de controlo em ejaculados de boa e má qualidade na fase de pré-congelação (Tabela 6). Além disso, os ejaculados de boa qualidade e congeláveis têm uma percentagem mais elevada de espermatozóides com o núcleo intacto do que os ejaculados de má qualidade e não congeláveis na fase de pós-descongelação (Tabela 10, 11) da preservação do sémen. Nenhum estudo foi realizado sobre o efeito do LDL na integridade nuclear no sémen de mithun.

A utilização de LDL em vez de gema de ovo pura melhorou a proteção das células em termos de proteção da integridade do ADN a 8 e 10% de concentração. A adição de LDL foi optimizada e a LDL a 8% foi considerada a mais conveniente para a espécie mithun, devido ao aumento dos danos no ADN observados em concentrações mais elevadas. Um efeito semelhante foi observado por outros autores (Moussa *et al.* 2002) em bovinos, que demonstraram que uma concentração mais elevada de LDL resultou num aumento da pressão osmótica, devido à precipitação de sal ou ao efeito de agregação da LDL.

A gema de ovo é um protetor do ADN bem conhecido e o efeito das suas lipoproteínas de baixa densidade (LDL) como estabilizadores do ADN e da membrana tem sido amplamente divulgado (Hu *et al.* 2010). Trabalhos anteriores em mamíferos mostraram um efeito mais benéfico da utilização da fração LDL em vez da gema de ovo pura, não só como protetor da membrana, mas também na redução dos danos no ADN (Hu *et al.* 2010; Moussa *et al.* 2002).

Moussa *et al.* (2002) desenvolveram um novo procedimento de extração de LDL da gema de ovo de galinha e testaram-no na criopreservação de esperma de touro em concentrações entre 2,5% e 20%, mostrando que a melhor motilidade foi alcançada entre 5 e 10%, mais elevada do que quando se utilizou 20% de gema de ovo. Hu *et al.* (2006) compararam a utilização de 9% de LDL e 20% de gema de ovo em esperma de javali e obtiveram melhorias significativas na motilidade, redução de danos no ADN e integridade da membrana e do acrossoma com o extrato de LDL.

5.6 Análise de esperma assistida por computador (CASA)

No presente estudo, os resultados revelaram que a maioria dos parâmetros de motilidade e velocidade dos espermatozóides da CASA foram significativamente mais baixos no grupo de controlo e no grupo tratado com 10% de LDL do que no grupo tratado com 8% de LDL em ejaculados de boa e má qualidade no pré-congelamento (Tabela 7) e os ejaculados de boa qualidade e congeláveis têm parâmetros de motilidade e velocidade mais elevados do que os ejaculados de má qualidade e não congeláveis na fase pós-descongelamento (Tabela 12, 13) da preservação do sémen.

A avaliação da motilidade do esperma usando os métodos microscópicos convencionais é difícil e subjectiva. Altas variações têm sido relatadas para a estimativa dos parâmetros de motilidade dos mesmos ejaculados (Mortimer *et al.* 1986). A análise computadorizada de esperma é uma técnica precisa usada para a avaliação dos parâmetros de motilidade e velocidade do sêmen de mithun. Um grande número de espermatozóides pode ser analisado individualmente num curto período de tempo (Verstegen *et al.* 2002).

O fenótipo de mobilidade espermática pode ser atribuído a parâmetros específicos de velocidade espermática de espermatozóides individuais, conforme determinado pela CASA. Os parâmetros de movimento VSL, LIN e BCF contribuem para o fenótipo geral de mobilidade espermática em touros, já que todos eles foram significativamente correlacionados com a mobilidade espermática. No presente experimento, vários tipos de mobilidade espermática representando a Velocidade Curvilínea

(VCL), Velocidade em linha reta (VSL), Velocidade média do caminho (VAP), Linearidade (LIN), Retidão (STR), Wobble (WOB), Amplitude do deslocamento lateral da cabeça (ALH), Frequência de batimento/cruzamento (BCF) e outros foram apresentados na Tabela 4. Os parâmetros VSL, VAP, VCL, LIN e BCF também foram significativamente mais elevados para os ejaculados classificados como de alta mobilidade em comparação com os ejaculados de baixa mobilidade. O parâmetro LIN é uma medida de linearidade, e o parâmetro de movimento BCF indica o número de vezes que a trilha de esperma cruza o caminho suavizado, ambos indicando progressão linear. Assim, os espermatozóides de alta mobilidade nadam mais rápido e mais reto do que os espermatozóides de baixa mobilidade. Isso pode ser biologicamente significativo porque o fenótipo de mobilidade do esperma, com base em pesquisas com ejaculados inteiros, é preditivo de fertilidade (Froman e Feltmann, 1998; Froman *et al.* 1999).

O resultado dos espermatozóides no presente estudo revelou que a percentagem de motilidade total e a motilidade progressiva para a frente foram significativamente mais elevadas em ejaculados de boa qualidade do que em ejaculados de má qualidade, ao passo que a motilidade não progressiva e os espermatozóides estáticos foram mais elevados em ejaculados de má qualidade do que em ejaculados de boa qualidade na fase de pré-congelação (Tabela 7) e pós-descongelação (Tabela 12, 13) da preservação do sémen. Da mesma forma, os parâmetros de velocidade foram significativamente mais elevados no sémen de boa qualidade do que no sémen de má qualidade na fase de pré-congelamento e pós-congelamento da preservação do sémen. Um relatório semelhante foi observado em bovinos cruzados por Perumal (2008), Perumal *et al.* (2011a) e em bovinos Bali por Sarsaifi *et al.* (2013).

Na presente experiência, o LDL a 8% tem parâmetros de motilidade e velocidade mais elevados do que o sémen tratado a 10% e o sémen de controlo na fase de pré-congelação e pós-congelação da preservação do sémen. Como já foi discutido, o LDL melhorou a motilidade, a viabilidade, a membrana plasmática, a membrana acrossomal e a integridade nuclear através da formação de uma camada de proteção na membrana do esperma e impedindo a ligação intrínseca da BSP à superfície dos espermatozóides. Assim, acabou por melhorar a motilidade e os parâmetros de velocidade dos espermatozóides no sémen tratado com LDL. Além disso, as amostras de sémen adicionadas com 8% de LDL tinham parâmetros de motilidade e velocidade mais elevados do que as adicionadas com 10% de LDL ou o grupo de controlo, uma vez que 10% de LDL leva a alterações na pressão osmótica do extensor e pode ser prejudicial para os espermatozóides, o que leva a uma diminuição dos parâmetros de motilidade e velocidade na fase de pré-congelação e pós-descongelação da preservação do sémen.

A motilidade progressiva dos espermatozóides para frente, juntamente com certos parâmetros de velocidade, são essenciais para que os espermatozóides alcancem a fertilização. As variáveis cinemáticas dos espermatozóides, como a motilidade progressiva para a frente, VSL, VCL, ALH e

LIN estão correlacionadas com a fertilidade do touro (Farrel *et al.* 1996; Perumal *et al.* 2011a). O VSL (µm/s) é a velocidade média do caminho da cabeça do espermatozoide ao longo de uma linha reta de sua primeira à última posição). O VCL (µm/s) é a velocidade média do caminho da cabeça do espermatozoide ao longo de sua trajetória real. A porcentagem de LIN é a razão entre VSL e VCL. O ALH (µm/s) é o valor médio do movimento extremo de lado a lado da cabeça do espermatozoide em cada ciclo de batimento. Um VCL e ALH significativamente mais elevados dos espermatozóides indicam uma grande flexão da peça média e uma grande amplitude de deslocamento lateral da cabeça. Isto significa a hiperactivação do espermatozoide. A hiperactivação, por sua vez, implica um estado de alta energia dos espermatozóides, que é essencial para a penetração do esperma através do muco cervical e fusão com os oócitos (Aitken *et al.* 1985). A motilidade e a velocidade dos espermatozóides reflectem indiretamente a sua função mitocondrial. Em bovinos, foi relatado que parâmetros específicos de movimento estão relacionados com a fertilidade (Budworth *et al.* 1988; Farrell *et al.* 1996).

Descobertas recentes sugerem que a avaliação de espermatozóides móveis numa amostra de sémen pode não ser considerada como um índice fiável para a avaliação do sémen. A medição objetiva e quantitativa de outras caraterísticas de movimento dos espermatozóides derivadas de observações de células individuais avaliadas pela CASA foram consideradas mais eficientes na previsão da fertilidade potencial da amostra de sémen (Mortimer, 1994). Estes parâmetros são provavelmente importantes para a progressão dos espermatozóides no muco cervical e a penetração da *zona pelúcida* dos oócitos (Verstegen *et al.* 2002). Foi demonstrado que as taxas de fertilização de oócitos humanos *in vitro* se correlacionam positivamente com a velocidade do esperma (Donnely *et al.* 1998). Em bovinos, a velocidade do esperma está altamente correlacionada com a taxa de não retorno em 59 dias (Farrel *et al.* 1998). Em humanos, o VCL e o BCF foram significativamente maiores para o ensaio de penetração de espermatozóides que penetraram do que para aqueles que não conseguiram penetrar no oócito (Fetterlof e Rogers, 1990).

5.7 Atributos bioquímicos do sémen pré-congelado e pós-descongelado

5.7.1Estimativa de enzimas

Os níveis de aspartato aminotransferase (AST), alanina aminotransferase (ALT) e ácido lático desidrogenase (LDH) foram estudados nas fases de pré-congelação e pós-descongelação. A análise destes perfis enzimáticos revelou que os ejaculados de boa qualidade têm valores mais baixos de AST e ALT do que os ejaculados de má qualidade e que o sémen adicionado com 8% de LDL tem valores mais baixos de AST e ALT do que 10% de LDL e o grupo de controlo, tanto nos ejaculados de boa como nos de má qualidade, na fase de pré-congelação (Tabela 8) e que os ejaculados de boa qualidade e congeláveis têm valores mais baixos de AST e ALT do que os ejaculados de má qualidade e não congeláveis na fase de pós-congelação (Tabela 14, 15) da conservação do sémen. Não foi efectuado qualquer estudo sobre o efeito da LDL nestas enzimas no sémen de mithun, particularmente no sémen de boa e má qualidade. A atividade mais elevada da AST e da ALT no plasma seminal pós-descongelamento indicou claramente que grande parte da enzima vazou para o fluido extracelular após a congelação profunda do sémen devido a danos estruturais e ao aumento da permeabilidade da membrana celular.

A LDL protege a membrana acrossomal através da qual protege as enzimas intracelulares de duas maneiras. Em primeiro lugar, a associação da LDL (fração de lipoproteínas de baixa densidade) com as proteínas BSP protege os espermatozóides, impedindo a ligação intrínseca das BSP à superfície dos espermatozóides. Em segundo lugar, o lípido da LDL poderia associar-se à membrana acrossomal do esperma e preservar a integridade do acrossoma durante a preservação do esperma (Nauc e Manjunath, 2000). Assim, o LDL pode oferecer proteção à enzima acrossomal do esperma no acrossoma.

No presente estudo, o extensor contendo 8% de LDL proporcionou a melhor proteção da integridade do acrossoma dos espermatozóides e da sua enzima, possivelmente através de uma ação direta através da troca ou reparação dos fosfolípidos da membrana acrossomal ou simplesmente porque o extensor contendo LDL era menos rico em progesterona do que a gema de ovo devido ao efeito de filtragem da membrana de diálise. Mas 10% de LDL tem um acrossoma intacto mais baixo e maior libertação de enzimas intracelulares tanto no sémen de boa como no de má qualidade, uma vez que o aumento da concentração de LDL no extensor acima de 10% leva a alterações na pressão osmótica do extensor. Isto pode ser prejudicial para os espermatozóides que levam à diminuição da percentagem de espermatozóides com a membrana acrossomal intacta e o seu conteúdo após a congelação-descongelação.

A análise da atividade de LDH revelou que os bons ejaculados têm uma atividade de LDH mais baixa do que os ejaculados de má qualidade e que o sémen adicionado com 8% de LDL tem uma atividade de LDH mais baixa do que 10% de LDL e do grupo de controlo no plasma seminal de ejaculados de boa e má qualidade no pré-congelamento (Tabela 8) e que os ejaculados de boa qualidade e congeláveis também têm um valor de LDH mais baixo do que os ejaculados de má qualidade e não congeláveis na fase de pós-descongelamento (Tabela 14, 15) da preservação do sémen. Não foi efectuado qualquer estudo sobre o efeito da LDL na LDH do sémen de mithun, particularmente no sémen de boa e má qualidade.

5.8 Perfis antioxidantes do sémen pré-congelado e pós-descongelado

5.8.1Glutatião (GSH), glutatião peroxidase (GSHPx), glutatião redutase (GSHRx), catalase (CAT) e atividade antioxidante total (TAC)

No presente estudo, a análise destes níveis de antioxidantes revelou que os ejaculados de boa qualidade têm um valor mais elevado do que os ejaculados de má qualidade e que o sémen adicionado com 8% de LDL tem um valor mais elevado do que os outros tratamentos e o grupo de controlo, tanto nos ejaculados de boa como nos de má qualidade, na fase de pré-congelação (Tabela 9) e que os ejaculados de boa qualidade e congeláveis têm perfis de antioxidantes mais elevados do que os ejaculados de má qualidade e não congeláveis na fase de pós-congelação (Tabela 16, 17) da preservação do sémen. Não foi realizado qualquer estudo sobre o efeito da LDL nestas actividades enzimáticas antioxidantes no sémen de mithun, particularmente no sémen de boa e má qualidade.

Todos os organismos aeróbicos necessitam de oxigénio para viver. Embora a produção de ROS seja um acontecimento fisiológico normal, os metabolitos do oxigénio são capazes de modificar negativamente as funções celulares, pondo em risco a sobrevivência da célula (Prathalingam *et al.* 2006). Além disso, foi levantada a hipótese de que os extensores que contêm gema de ovo podem aumentar os efeitos do H O_{22} (Bilodeua *et al.* 2002). Durante a preservação, a qualidade do sémen deteriora-se e os espermatozóides são danificados (Celeghini *et al.* 2007). O sistema antioxidante compreendendo GSH, GSH-PX, CAT e SOD tem sido descrito como mecanismo de funcionamento de defesa contra a peroxidação lipídica (LPO) no sémen e importante na manutenção da motilidade e viabilidade do esperma (Aitken e Baker, 2004; Gadea *et al.* 2004; Bilodeau *et al.* 2000). A SOD é um componente importante do sistema enzimático anti-oxidante. O papel potencial da enzima CAT pode controlar o stress oxidativo no esperma e influenciar quase todos os parâmetros de qualidade do sémen (Griveau e Le Lannou, 1997), mas a maioria do sémen de mamíferos contém pouca ou nenhuma CAT (Holland *et al.* 1982). A GSH desempenha um papel importante no mecanismo de proteção intracelular contra o stress oxidativo, uma vez que pode reagir com muitas ROS e como cofator da glutationa peroxidase que catalisa a redução de H O_{22} e hidroperóxidos tóxicos (Bilodeau *et al.* 2000). GSHPx pode eliminar o peróxido de hidrogénio (Meister e Anderson, 1983). No entanto, como os espermatozóides em maturação descartam a maior parte do seu citoplasma durante as fases finais da espermatogénese, as células espermáticas perdem algumas das suas enzimas de defesa (Baarends *et al.* 2001). Por conseguinte, as células de esperma são particularmente susceptíveis a danos peroxidativos, especialmente após a criopreservação - com uma perda subsequente na integridade da membrana, função celular prejudicada, motilidade diminuída e capacidade de fertilização (Maxwell e Watson, 1996). No presente estudo, as actividades anti-oxidantes da CAT, GSHPx e GSH foram significativamente aumentadas com o extensor contendo LDL. Em particular, a inclusão de 8% de LDL melhorou significativamente os parâmetros de qualidade do sémen de touro após a descongelação. Podemos inferir que o extensor de LDL deu resultados satisfatórios na inibição de ROS ao apresentar consistentemente concentrações de CAT, GSHPx e GSH mais elevadas do que as do controlo. Nos touros, não existem dados relevantes sobre as actividades anti-oxidantes do extensor de LDL, com os quais os nossos resultados pudessem ser comparados. Estes resultados indicam que os componentes nocivos incluídos na gema de ovo estão ausentes e que o LDL extender aumentou as actividades das enzimas anti-oxidantes CAT, GSHPx e GSH, melhorando assim a qualidade do sémen congelado do touro.

5.8.2Colesterol total (CT)

O colesterol é conhecido por ser um dos principais componentes do plasma seminal (Zarintas e Cross, 1996). Vários estudos demonstraram que o influxo de colesterol reduz a reação espontânea do acrossoma (Davis, 1980). No entanto, o seu efluxo mimetiza a capacitação e a reação do acrossoma (Therien *et al.* 1997).

No presente estudo, a estimativa do conteúdo de colesterol total dos espermatozóides revelou que os ejaculados de boa qualidade têm colesterol total mais elevado do que os ejaculados de má qualidade e que o sémen adicionado com 8% de LDL tem colesterol total mais elevado do que os outros tratamentos e o grupo de controlo, tanto nos ejaculados de boa como nos de má qualidade, na fase de pré-congelação (Tabela 9) e também os ejaculados de boa qualidade e congeláveis têm colesterol mais elevado do que os ejaculados de má qualidade e não congeláveis na fase de pós-congelação (Tabela 16, 17) da preservação do sémen. Não foi efectuado qualquer estudo sobre o efeito do LDL neste parâmetro bioquímico no sémen de mithun, particularmente no sémen de boa e má qualidade.

O extensor de LDL é menos complexo em composição química do que o extensor de gema de ovo padrão, o que poderia explicar o efeito protetor das lipoproteínas de baixa densidade, especialmente na membrana plasmática dos espermatozóides. A criopreservação é conhecida por afetar a organização lipídica e a composição química da membrana plasmática do espermatozoide (Amann e Pickett, 1987). Tem sido assumido que o LDL reduz direta ou indiretamente estas modificações da membrana do esperma (Bergeron *et al.* 2004). Manjunath *et al.* (2002) explicaram que o principal mecanismo pelo qual o LDL protege os espermatozóides é através do sequestro de proteínas BSP no plasma seminal. As principais proteínas do plasma seminal de touro (proteínas BSP: BSP- A1/A2, BSPA3 e BSP-30-kDa) ligam-se à superfície do esperma na ejaculação e estimulam o efluxo de colesterol e fosfolípidos da membrana do esperma. Como o LDL interage especificamente com as proteínas BSP (Bergeron *et al.* 2004), isso diminuiria a ligação das principais proteínas do plasma seminal bovino ao esperma e impediria o efluxo de lipídios da membrana espermática, o que poderia explicar seu efeito benéfico.

Durante a congelação-descongelação, a LDL é rompida e o fosfolípido é libertado para o meio, o que poderia formar uma película protetora na superfície das membranas dos espermatozóides (Cookson *et al.* 1984). Hu *et al.* (2006) demonstraram que a LDL é responsável pelo processo de gelificação na congelação-descongelação. O primeiro passo da gelificação é o rompimento da estrutura da LDL e esse rompimento favorece a desidratação dos espermatozóides causada pelo processo de congelamento-descongelamento. Bergeron *et al.* (2004) sugeriram que a LDL poderia aderir às membranas celulares durante o processo de congelamento-descongelamento e preservar a integridade da membrana do esperma.

5.8.3Produção de peróxido lipídico (LPO) / malondialdeído (MDA)

A peroxidação lipídica pode causar perda irreversível de motilidade, mudanças no metabolismo e perda de constituintes intracelulares do esperma (Jones *et al.* 1979). Roubal e Tappel (1996) relataram que a perda da integridade da membrana está correlacionada com os níveis de LPO baseados na concentração de malondialdeído, já que o malondialdeído é um marcador da peroxidação lipídica. Durante a preservação ou criopreservação, o sémen é exposto a um choque frio com oxigénio atmosférico que, por sua vez, aumenta a suscetibilidade à peroxidação lipídica devido a uma maior produção de espécies reactivas de oxigénio. Deste modo, induz o envelhecimento dos espermatozóides, reduzindo assim o seu tempo de vida e afectando a preservação do sémen para IA com uma taxa de sucesso reduzida. A peroxidação lipídica que ocorre no plasma seminal e nos espermatozóides pode ser eficazmente medida pela concentração de MDA.

No presente estudo, a análise da produção de MDA revelou que os ejaculados de boa qualidade têm uma produção de MDA inferior à dos ejaculados de má qualidade e que o sémen adicionado com 8% de LDL tem uma produção de MDA inferior à dos outros tratamentos e do grupo de controlo, tanto nos ejaculados de boa como nos de má qualidade, na fase de pré-congelação (Tabela 9) e que os ejaculados de boa qualidade e congeláveis têm menos LPO do que os ejaculados de má qualidade e não congeláveis na fase de pós-congelação (Tabela 16, 17) da preservação do sémen. Não foi efectuado qualquer estudo sobre o efeito do LDL no sémen de mithun, particularmente no sémen de boa e má qualidade, no que diz respeito à produção de MDA. Foi observado um relatório semelhante em bovinos, uma vez que a adição de 8% de LDL produziu menos MDA do que o controlo ou 10% de LDL (Moussa *et al.* 2002; Nauc e Manjunath, 2000; Hu *et al.* 2011; Hu *et al.* 2010; Amirat - Briand *et al.* 2010). As diferenças na quantidade de LPO registada podem ser devidas à variação no mecanismo de defesa antioxidante intrínseco e extrínseco nas células espermáticas, bem como no plasma seminal e no nível de ROS produzido (Griveau *et al.* 1995; Bilodeau *et al.* 2000). Isto estava de acordo com relatórios anteriores de Slaweta *et al.* (1998), uma vez que os níveis de LPO foram registados 2 vezes mais em espermatozóides congelados e descongelados em comparação com espermatozóides frescos. Relatórios anteriores mostraram que os níveis de peroxidação são mais devidos à atividade da enzima amino oxidase aromática em espermatozóides mortos e o aumento do número de espermatozóides mortos pode ser um dos factores que atribuem o aumento dos níveis de LPO (Tosic e Walton, 1950; Upreti *et al.* 1998) para além dos danos oxidativos nos espermatozóides.

Um número de estudos atribuiu a peroxidação lipídica da membrana como uma das causas da função defeituosa do esperma, tanto em fresco (Aitken, 1995) como após a criopreservação do sémen (Salamon e Maxwell, 1995). Nós também encontramos um aumento significativo na concentração de malondialdeído após o congelamento em espermatozóides de mithun. Os ácidos gordos insaturados, que predominam nas membranas dos espermatozóides, são susceptíveis à peroxidação (Halliwell e Gutterridge, 1984) e as consequências são numerosas, desde danos nas membranas, inibição da respiração e fuga de enzimas intracelulares (White, 1993). Slaweta *et al.* (1998) relataram que a peroxidação lipídica no esperma de touro aumenta após a criopreservação. Além disso, Trinchero *et al.* (1990) observaram que o esperma de touro congelado e descongelado é mais facilmente peroxidado do que o esperma fresco.

A indução de vazamento de membrana também ocorre em condições que levam à peroxidação de fosfolipídios do esperma (Alvarez e Storey, 1984; Alvarez *et al.* 1987), sugerindo que a criopreservação pode indiretamente causar danos à membrana, aumentando a peroxidação lipídica e um dano letal. A perda de fosfolípidos em amostras criopreservadas, quando comparada com amostras frescas, ocorre a um ritmo mais rápido e segue o padrão esperado para a peroxidação lipídica (Alvarez e Storey, 1992).

5.9 Ensaio de ligação à zona de espermatozóides pós-descongelamento

O ensaio de ligação à zona foi realizado para investigar o efeito da LDL no extensor de sémen em diferentes concentrações sobre a capacidade dos espermatozóides de touro mithun congelados e descongelados para se ligarem a óvulos de búfalos (heterólogos). O ensaio de ligação à zona consistiu na determinação da percentagem de ligação (BP) e do índice de ligação (BI) dos espermatozóides pós-descongelamento.

Os resultados indicaram uma diferença positiva e significativa ($P<0,05$) na PA e no IB entre os três grupos em ejaculados de boa e má qualidade (Tabela 18). Um padrão semelhante foi observado nos grupos de ejaculados congeláveis e não congeláveis (Tabela 19).

Não foi efectuado qualquer estudo sobre o efeito do LDL no índice de ligação à zona e na percentagem de ligação à zona no sémen de mithun, particularmente no sémen de boa e má qualidade e nos ejaculados congeláveis e não congeláveis. Mas há alguns estudos disponíveis em bovinos e búfalos sobre este aspeto (Harshan, 2007). Arangasamy (2003) revelou um aumento no número de espermatozóides epididimários de búfalo ligados à zona pelúcida quando tratados com HBP na fase de pré-congelamento.

Topper *et al.* (1999) mostraram que a capacitação *in vitro* leva a um aumento da capacidade dos espermatozóides bovinos frescos de se ligarem à zona pelúcida. Uma vez que a ligação entre os espermatozóides e a zona pelúcida envolve interações hidrofóbicas e iónicas (Urch e Patel, 1991), a diminuição da carga negativa líquida que ocorre durante a capacitação pode facilitar a ligação das proteínas da zona pelúcida bovina aos espermatozóides.

Na presente experiência, o grupo com 8% de LDL apresentou maior PA e BI do que o grupo com 10% de LDL e o grupo de controlo que utilizou sémen criopreservado. Isto é porque o LDL melhorou a motilidade, viabilidade, membrana plasmática, membrana acrossomal e integridade nuclear através da formação de revestimento de proteção sobre a membrana do esperma e impedindo a ligação de BSP na superfície dos espermatozóides intrinsecamente (Moussa *et al.* 2002; Hu *et al.* 2011). Assim, acabou por melhorar os parâmetros BP e BI dos espermatozóides no sémen tratado com LDL. Além disso, as amostras de sémen tratadas com 8% de LDL tinham valores mais elevados de BP e BI do que as tratadas com 10% de LDL, uma vez que 10% de LDL leva a alterações na pressão osmótica do extensor e pode ser prejudicial para os espermatozóides que levam à diminuição dos parâmetros de motilidade e velocidade dos espermatozóides. Além disso, a gema de ovo presente no extensor padrão de citrato tris no grupo de controlo tem um nível mais elevado de lipoproteína de alta densidade, hormona esteroide como a progesterona e um elevado nível de cálcio, o que causa um efeito adverso nos espermatozóides, bem como nos parâmetros de velocidade, resultando em BP e BI pobres (Moussa *et al.* 2002; Hu *et al.* 2011).

Capítulo 6

RESUMO E CONCLUSÃO

A presente experiência foi realizada na Divisão de Reprodução Animal, Centro Nacional de Investigação sobre Mithun (ICAR), Jharnapani, Nagaland. O objetivo era estudar as caraterísticas físico-morfológicas de ejaculados de boa e má qualidade, bem como de ejaculados congeláveis e não congeláveis, de um touro mithun e observar o efeito da lipoproteína de baixa densidade na qualidade do sémen pós-descongelamento, tanto de boa como de má qualidade, bem como de ejaculados congeláveis e não congeláveis, de sémen de mithun. Foram colhidos aleatoriamente 50 ejaculados de dez touros mithun e divididos em dois grupos: de boa qualidade (n=25) e de má qualidade (n=25), com base na motilidade individual, e deixados para criopreservação. Com base na motilidade pós-descongelamento, os ejaculados foram divididos em congeláveis (n=19) e não congeláveis (n=31) e calculados os parâmetros seminais, bioquímicos, antioxidantes, de mobilidade e velocidade e o estudo da capacidade de ligação à zona. No presente estudo, 36% do sémen de boa qualidade revelou-se não congelável e 12% do sémen de má qualidade apresentou uma motilidade pós-descongelamento de 40% ou mais e tornou-se sémen congelável.

Várias caraterísticas seminais, como a cor, o volume, a atividade de massa, a motilidade individual, a concentração de espermatozóides, a vivacidade, a anormalidade total dos espermatozóides, a integridade acrosomal, a integridade da membrana plasmática, a integridade nuclear, a distância de vanguarda percorrida pelos espermatozóides no muco cervical bovino e a concentração de iões de hidrogénio do sémen foram medidas e analisadas em amostras frescas de sémen de boa e má qualidade de mithun. Parâmetros de velocidade e mobilidade, tais como percentagem de espermatozóides móveis, percentagem de espermatozóides com motilidade progressiva, espermatozóides móveis não progressivos e espermatozóides estáticos, velocidade média de percurso (VAP), velocidade em linha reta (VSL), velocidade curvilínea (VCL), A amplitude do deslocamento lateral da cabeça (ALH), a frequência cruzada de batimento (BCF, Hz), a linearidade (STR) e a linearidade da trajetória curvilínea (LIN) foram medidas por um analisador de esperma assistido por computador (CASA) em ejaculados de boa e má qualidade na fase fresca, pré-congelamento e pós-descongelamento da preservação do sémen. Da mesma forma, os perfis bioquímicos, como a fosfatase alcalina, a fosfatase ácida, a aspartato aminotransferase, a alanina aminotransferase, a lactato desidrogenase, os elementos minerais como o cálcio, o magnésio, o zinco, o fósforo inorgânico, o cloreto, o ácido cítrico, as proteínas totais e a frutose foram estimados em amostras frescas de sémen de boa e má qualidade de mithun. Além disso, foram calculados os perfis antioxidantes, como a glutationa reduzida, a glutationa peroxidase, a glutationa redutase, a superóxido dismutase, a catalase e os antioxidantes totais, e também o colesterol total e o malondialdeído foram medidos a partir de sémen fresco de boa e má qualidade de mitra. Da mesma forma, os mesmos parâmetros seminais, bioquímicos, antioxidantes e CASA foram estimados em ejaculados congeláveis e não congeláveis.

Na fase de pré-congelação e pós-descongelação, foram estimadas e analisadas a motilidade individual, a vivacidade, a anormalidade total, a integridade acrossomal, da membrana plasmática e nuclear e a distância de vanguarda percorrida pelos espermatozóides no muco cervical bovino. Do mesmo modo, foram estimados os perfis bioquímicos e antioxidantes, tais como aspartato aminotransferase, alanina aminotransferase, lactato desidrogenase, glutatião reduzido, glutatião peroxidase, glutatião redutase, superóxido dismutase, catalase e antioxidantes totais, e também foram medidos o colesterol total e o malondialdeído dos grupos de controlo e de tratamento (8% e 10% de LDL) em sémen de boa e má qualidade e em ejaculados congeláveis e não congeláveis.

O resultado dos parâmetros seminais, dos perfis bioquímicos e antioxidantes revelou que houve uma diferença significativa ($p<0,05$) entre o sémen de boa e de má qualidade na fase fresca e foram observados resultados semelhantes nos ejaculados congeláveis e não congeláveis do sémen de mithun. Na fase de pré-congelação e pós-descongelação da criopreservação, revelou-se que o sémen adicionado com 8% de LDL apresentava perfis seminais, bioquímicos e antioxidantes significativamente mais elevados ($p<0,05$) do que o controlo e o sémen tratado com 10% de LDL em mitra, tanto em sémen de boa como de má qualidade e em ejaculados congeláveis e não congeláveis de sémen de mitra. Além disso, os três grupos experimentais de sémen de boa e má qualidade diferiram significativamente ($p<0,05$) em perfis seminais, bioquímicos e antioxidantes mais elevados do que o sémen de má qualidade e o grupo congelável tem um valor mais elevado ($p<0,05$) do que o grupo não congelável. Destes três grupos experimentais, o sémen adicionado com 8% de LDL apresenta perfis seminais, bioquímicos e antioxidantes significativamente ($p< 0,05$) mais elevados, seguido do sémen adicionado com 10% de LDL e do grupo de controlo, tanto no sémen de boa como no de má qualidade.

Tanto o sémen de boa qualidade como o de má qualidade na fase fresca, pré-congelação e pós-descongelação foram analisados quanto aos parâmetros de motilidade e velocidade através do analisador de esperma assistido por computador (CASA). Foram medidos parâmetros de motilidade, tais como motilidade progressiva para a frente, motilidade não progressiva para a frente, motilidade total e espermatozóides estáticos. Parâmetros de velocidade, como velocidade curvilínea (VCL), velocidade em linha reta (VSL), velocidade média do caminho (VAP), linearidade (LIN), retidão (STR), oscilação (WOB), amplitude do deslocamento lateral da cabeça (ALH) e frequência de batimento cruzado (BCF) do sêmen foram medidos no estágio fresco, pré-congelamento e pós-descongelamento em sêmen de boa e má qualidade e ejaculados congeláveis e não congeláveis de sêmen de mithun. Os parâmetros de motilidade revelaram que a motilidade progressiva para a frente e a motilidade total foram significativamente ($p<0,05$) mais elevadas nas fases de criopreservação fresca, pré-congelamento e pós-congelamento em ejaculados de sémen de boa qualidade e congeláveis, enquanto a motilidade não progressiva e os espermatozóides estáticos foram significativamente ($p<0,05$) mais elevados em ejaculados de sémen de má qualidade e não congeláveis. Mas os parâmetros de velocidade revelaram que os valores eram significativamente ($p<0,05$) mais elevados nos ejaculados de sémen de boa qualidade e congeláveis nas fases de conservação do sémen fresco, pré-congelado e pós-descongelado. Do mesmo modo, o sémen adicionado com 8% de LDL apresentou parâmetros de motilidade progressiva, motilidade total e velocidade significativamente ($p<0,05$) mais elevados do que o grupo com 10% de LDL e o grupo de controlo, tanto no sémen de boa como de má qualidade e nos ejaculados congeláveis e não congeláveis.

Conclusão

Com base no presente estudo, concluiu-se que

1. O sémen de Mithun pode ser criopreservado com sucesso recolhido pelo método de massagem rectal

2. 8% LDL é uma concentração adequada para conservar o sémen de mithun em líquido e a uma temperatura ultra baixa

Recomendação

1. O LDL a 8% pode ser utilizado como substituto da gema de ovo no diluente de conservação do sémen de touro mithun, tanto no frigorífico como a temperaturas ultra baixas.

Perspectivas futuras

1. A autenticação do resultado *in vitro* utilizando 8% de LDL no extensor de sémen precisa de ser validada inseminando uma grande população de fêmeas in *vivo*.

Capítulo 7

Bibliografia

Agarwal, A., Ramadan, A. e Mohamed, A.B. 2003. Role of reactive oxygen species in the pathophysiology ofhuman reproduction. Fertil. Steril.**79**: 829- 843.

Agarwal, R.K. 1997. Estudos sobre o efeito de certos fluidos biológicos na capacidade de fertilização in vitro de espermatozóides de búfalo. Tese. M.V. Sc. Deemed University, Indian Veterinary Research Institute, Izatnagar, Índia.

Ahmadi, A.N.S.C. 1999. Capacidade de fertilização de espermatozóides danificados pelo DNA. J. Exp. Zool. **284**(6): 696-704.

Ahotupa, M. e Huhtaniemi, I. 1992. Impaired detoxification of reactive oxygen and consequent oxidative stress in experimentally cryptorchid rat testis. Biol. Reprod. **46**: 1114-1118.

Ahuliwalia, B. e Golman, R. T. 1969. Fatty acid composition of lipids of bull, boar, rabbit and human semen (Composição de ácidos gordos dos lípidos do sémen de touro, javali, coelho e humano). J. Reprod. Fertil. **18**: 431.

Aitken, J. 1995. Mecanismos de prevenção da peroxidação lipídica em espermatozóides humanos. *In*: Fenichel, P. e Parinaud, J. eds. Human acrosome reaction. pp. 339-353.

Aitken, R. J. e Baker, M. A. 2004. Oxidative stress and male reproductive biology (stress oxidativo e biologia da reprodução masculina). Reprod. Fertil. Dev. **16**: 581-588.

Aitken, R. J., Bucking Ham, D. e Harkiss, D. 1993. Utilização do sistema de geração de radicais livres da xantina oxidase para investigar os efeitos citotóxicos das espécies reactivas de oxigénio nos espermatozóides humanos. J. Reprod. Fertil. **97**: 441-450.

Aitken, R.J., Buckingham, D.W., Brindle,J., Gomez, E., Baker, H.W. Irvine, D.S. 1995. Análise do movimento do esperma em relação ao stress oxidativo criado por leucócitos em preparações de esperma lavado e plasma seminal. Hum. Reprod. **10**:2061-2071.

Aitken, R.J., Sutton, M., Warner, P. e Richardson, D.W. 1985. Relação entre as caraterísticas de movimento dos espermatozóides humanos e sua capacidade de penetrar no muco cervical e nos oócitos de hamster sem zona. J. Reprod. Fertil. **73**: 441-449.

Aitkin, R.J. 1990. Parâmetros de motilidade e fertilidade. *In*: Gagnon, C. ed. Controlo da Motilidade do Esperma; Aspectos Biológicos e Clínicos. CRS Press, BocaRaton. pp. 285-302.

Akhter, S., Ansari, M.S., Andrabi, S.M.H., Ullah, N. e Qayyum, M. 2008. Efeito dos antibióticos no extensor sobre a qualidade bacteriana e espermática do sémen de búfalo (*Bubalus bubalis*) arrefecido. Reprod. Domest. Anim. **43**:272-278.

Akhter, S., Ansari, M.S., Rakha, B.A., Andrabi, S.M.H., Khalid, M. e Ullah, N. 2011. Effect of low density lipoproteins in extender on freezability and fertility of buffalo (*Bubalus bubalis*) bull semen. Theriogenology. **76**: 759-764.

Alvarez, J. G. e Storey, B. T. 1982. Peroxidação lipídica espontânea em espermatozóides epididimários de coelho: Seu efeito sobre a motilidade do esperma. Biol. Reprod. **27**: 1102-1108.

Alvarez, J. G. e Storey, B. T. 1984. Avaliação dos danos celulares causados pela peroxidação lipídica espontânea em espermatozóides de coelho. Biol. Reprod. **30**: 323 -331.

Alvarez, J. G. e Storey, B. T. 1985. Peroxidação lipídica espontânea em espermatozóides epididimários de coelho e rato: dependência ou taxa da temperatura e concentração de oxigénio. Biol. Reprod. **32**: 342-351.

Alvarez, J. G. e Storey, B. T. 1989. Papel da glutationa peroxidase na proteção dos espermatozóides de mamíferos contra a perda de motilidade causada pela peroxidação lipídica espontânea. J. Androl. **8**: 338-348.

Alvarez, J. G. e Storey, B. T. 1992. Evidência de aumento do dano peroxidativo lipídico e perda da atividade da superóxido dismutase como um modo de criodano sub-letal ao esperma humano durante a criopreservação. J. Androl. **13**: 232-240.

Alvarez, J. G., Touchstone, J. C., Blasco, L. e Storey, B. T. 1987. Spontaneous lipid peroxidation and production ofhydrogen peroxide and superoxide in human spermatozoa superoxide dismutase as major enzyme protectant against oxygen toxicity. J. Androl. **8**: 338-348.

Amann, R.P. e Pickett, B.W. 1987. Princípios da criopreservação e uma revisão da criopreservação de espermatozóides de garanhões. Equine Vet. Sci. **7**: 145-173.

Amirat-Briand, L., Bencharif, D., Vera-Munoz, O., Pineau S., Thorin, C., Destrumelle, S. e Andrabi, S.M.H. 2010. Factores que afectam a qualidade dos espermatozóides criopreservados de búfalo (Bubalus bubalis). Reprod. Domest. Anim. **44**: 552- 569.

Andrabi, S.M.H., Ansari, M.S., Ullah, N., Anwar, M., Mehmood, A. e Akhter, S. 2008. A gema de ovo de pato no extensor melhora a congelabilidade dos espermatozóides de búfalo. Anim. Reprod. Sci. **104**: 427-33.

Anton M. 2007a Composição e estrutura da gema de ovo de galinha. *In*: Huopalahti, R., Lopez-Fandino, R., Anton, M. e Schade, R. eds. Bioactive egg compounds. Berlim/Heidelberg: Springer-Verlag. pp. 1-6.

Anton, M. 2007b. Lipoproteínas de alta densidade (HDL) ou fração de lipovitelina. *Em*: Huopalahti, R., Lopez-Fandino, R., Anton, M. e Schade, R. eds. Bioactive egg compounds. Berlim/Heidelberg: Springer-Verlag. pp. 13-16.

Anton, M. 2007c. Lipoproteínas de baixa densidade (LDL) ou fração de Iipovitellenin. *Em*: Huopalahti, R., Lopez-Fandino, R., Anton, M. e Schade, R. eds. Bioactive egg compounds. Berlim/Heidelberg: Springer-Verlag. pp. 7-12.

Anton, M., Martinet, V., Dalgalarrondo, M., Beaumal, V., David-Briand, E. e Rabesona, H. 2003. Caracterização química e estrutural de lipoproteínas de baixa densidade purificadas a partir de gema de ovo de galinha. Food Chem. **83**: 175-183.

Anton, M., Nau, F. e Nys, Y. 2006. Componentes bioactivos dos ovos e suas potenciais utilizações. Worlds Poult. Sci. J. **62**: 429-438.

Anzar, M., Hassan, M.M., Graham, E.F., Deyo, R.C.M. e Singh, G. 1991. Eficácia do analisador de motilidade Hamilton-Thorn (HTM-2030) para a avaliação do sémen bovino. Theriogenology. **36**: 307-317.

Arangasamy, A. 2003. Isolamento de proteínas do plasma seminal de búfalo e seu efeito sobre a capacitação in vitro, a reação de acrossoma e o potencial de fertilização dos espermatozóides. Tese. Ph.D. Deemed University, Indian Veterinary Research Institute, Izatnagar, Índia.

Avery, S., Bolton, V., Mason, B.A. e Mills, C. 1988. O uso do teste hipo-osmótico de inchaço do esperma como um indicador do resultado da FIV. Human Reprod. **3**: 94 - 99.

Baarends, W.M., van der Laan, R. e Groottegoed, J.A. 2001. Mecanismos de reparação do ADN e Gametogénese. Reproduction. **121**: 31-39.

Badway, A.M., Yaseen, A.M., Elbashary, A.S. e Ibrahim, M.A. 1973. Effect of sexual preparation on some characteristics of the semen of buffalo and cattle bulls. Alexandria J. Agri. Res. **21**: 185-191.

Bailey, J.L. e Buhr, M.M. 1993. A criopreservação altera o fluxo de Ca^{2+} dos espermatozóides bovinos. CanadianJ. Anim. Sci. **74**: 45-51.

Bakst, M.R. e Cecil, H.C. 1992. Efeito da albumina de soro bovino na motilidade e fecundidade de espermatozóides de peru antes e depois do armazenamento. J. Reprod. Fertil. **94**: 287-293.

Barrier-Battut, I., Delajarraud, H., Legrand, E., Buyas, J.F., Fieni, F., Tainturier, D., Thorin, C. e Pouliquen, H. 2002. Cálcio, magnésio, cobre e zinco no plasma seminal de garanhões férteis e sua relação com a congelabilidade do sémen. Theriogenology. **58**: 229232.

Barth, A.D. e Oko, R.J. 1989a. Preparação de sémen para exame morfológico. *In*: Abnormal morphology of bovine spermatozoa, Iowa State University Press, Ames, IA. pp. 8 -18.

Barth, A.D. e Oko, R.J. 1989b. Defeitos da cabeça do espermatozoide. *In*: Morfologia anormal de espermatozóides bovinos, Iowa State University Press, Ames, IA. pp. 130-192.

Baruah, K.K., Dhali, A., Mech, A., Bora, B., Das, J., Bora, R., Mondai, M., Sarmah, B.C., Deka, B.C. e Rajkhowa, C. 2013. Efeito da concentração e método de adição de glicerol na qualidade dos espermatozóides criopreservados de mithun (Bos frontalis). J. Anim. Physiol. Anim. Nutr (Berl). **97**(6): 1051-1058.

Batova, I., Mollova, M. e Ivanova, M. 1993. Envolvimento da glicoproteína do plasma seminal humano definida por um anticorpo monoclonal específico de peptídeo no processo de capacitação de espermatozóides e interação da zona espermática. Human Reprod. (Suppl). **1**: 88 (Resumo: 255).

Bedford, J.M. 1975. Maturação, transporte e destino dos espermatozóides no epidídimo. *In*: Hamilton, D.W. and Greep, R.O. ed. Handbook of physiology, Sec. 7, Vol. 5, Male Reproduction, Amer. Physiol. Soc., Bethesda, M.D. pp. 303-317.

Belorkar, P.M., Dhami, A.J. e Kodagali, S.B. 1998. Caraterísticas físico-bioquímicas do sémen de touros cruzados com boa e má congelabilidade. Indian J. Anim. Sci. **58**: 1419- 1423.

Bencharif, D., Amirat, L., Anton, M., Schmitt, E., Desherces, S., Delhomme, G., Langlois, M.-L., Barriere, P., Larrat, M. e Tainturier, D. 2008. As vantagens das LDL (Low Density Lipoproteins) na criopreservação do sémen canino. Theriogenology. **70**: 1478-1488.

Bergeron, A. e Manjunath, P. 2006. New insights towards understanding the mechanisms of sperm protection by egg yolk and milk. Mol. Reprod. Dev. **73**: 1338-1344.

Bergeron, A., Crête, M.H., Brindle, Y. e Manjunath, P. 2004. A fração de lipoproteína de baixa densidade da gema de ovo de galinha diminui a ligação da proteína principal do plasma seminal bovino ao esperma e impede o efluxo lipídico da membrana do esperma. Biol. Reprod. **70**: 708-717.

Bhattacharyya, H.K., Goswami, B.K., Bujarbaruah, K.M., Deka, B.C. e Biswas, R.K. 2009. Recolha e caraterização do sémen de touros Mithun (*Bos frontalis*). Theriogenology. **72**:699-703.

Bilodeau, J.F. Blanchette, S., Cormier, N. e Sirard, M.A. 2002. Perda da motilidade dos espermatozóides bovinos mediada por espécies reactivas de oxigénio em extensor Tris de gema de ovo: proteção por piruvato, quelantes de metais e catalase de fígado bovino ou de fluido oviductal. Theriogenology. **57**:1105-1122.

Bilodeau, J.F., Blanchette, S. e Sirad, M. A. 2000. Os tióis previnem a perda de motilidade espermática mediada por H O_{22} no sémen criopreservado. Theriogenology. **51**: 337.

Bilodeau, J.F., Blanchette, S., Gagnon, C. e Sirard, MA. 2001. Os tióis previnem a perda de motilidade espermática mediada por H2O2 em sémen de touro criopreservado. Theriogenology.

56(2):275-86.

Bishop, M.W.H., Campbell, R.C., Hancock, J.L. e Watson, A. 1954. Caraterísticas do sémen e fertilidade em touros. J. Agric. Sci. **44**:227-248.

Blasco, L. (1984). Testes clínicos da capacidade de fertilização dos espermatozóides, Fertil. Steril. **41**: 177-192.

Bligh, E.G. e Dyer, W.J. 1959. Um método rápido de extração e purificação de lípidos totais. Can. J. Biochem. Physiol. **37:** 911-917.

Bogart, R. e Mayer, D. 1950. The effects of egg yolk on the various physical and chemical factors detrimental to spermatozoaviability. J. Anim. Sci. **9**: 143 - 152.

Bradley, M.P. e Forrester, I.T. 1982. Human and ram seminal plasma both contain a calcium-dependentregulator protein, calsemin. J. Androl. **3**: 289-296.

Brahmkshri, B.P., Edwin, M.J., John, M.C., Nainar, A.M. e Krishnan, A.R. 1999. Relative efficacy of conventional sperm parameters and sperm penetration bioassay to assess bull fertility invitro. Anim. Reprod. Sci. **54**: 159-168.

Broekhuijse, M.L.W.J., Sostaric, E., Feitsma, H. e Gadella, B.M. 2012. Aplicação da análise de sémen assistida por computador para explicar variações na fertilidade dos suínos. J. Anim. Sci. **90**(3): 779-789.

Brooks, D.E. 1990. Biochemistry of the male accessory glands (Bioquímica das glândulas acessórias masculinas). *In*: Lamming, G.E. ed. Marshall's physiology of reproduction. 4th ed. Edinburgh, Churchill Livingstone. pp. 569-690.

Brown, D.V., Senger, P.L., Stone, S.L., Froseth, J.A. e Becker, W.C. 1977. Glutathione peroxidase in bovine semen. J. Reprod. Fertil. **50**: 117-118.

Budworth, P.R., Amann, R.P. e Hammerstedt, R.H. 1987. Um método microcomputador-fotográfico para avaliação da motilidade e velocidade do esperma de touros. J. Dairy Sci. **70**: 19271936.

Buege, J.A. e Aust, S.D. 1978. Peroxidação lipídica microssomal. Methods Enzymol. **52**: 302310.

Burkman, L. J. 1990. Motilidade hiperactivada de espermatozóides humanos durante a capacitação in vitro e implicações para a fertilidade. In: Controlos da Motilidade do Esperma: Biological and Clinical Aspects, Gagnon, C e Boca Raton, F.L. ed. CRC Press. 303330 p.

Cancel, A.M., Lobdell, D., Mendola, P. e Perreault, S.D. 2000.0Avaliação objetiva da motilidade hiperactivada em espermatozóides de rato usando análise de esperma assistida por computador.HumanReproduction. **15:** 1322-1328.

Cassani, P., Beconi, M.T. e Flaherty, C.0. 2005. Relação entre a atividade da superóxido dismutase total com a peroxidação lipídica, dinâmica e parâmetros morfológicos no sémen canino. Anim. Reprod. Sci. **86**:163-173.

Celeghini, E.C.C., Arruda, R.P., Andrade, A.F.C., Nascimento, J., Raphael, C.F. e Rodrigues, P.H.M. 2007. Efeitos que a criopreservação de espermatozóides bovinos utilizando dois extensores diferentes tem sobre as membranas e cromatina dos espermatozóides. Anim. Reprod. Sci. **100**: 1-13.

Chan, J.P., Tredway, D.R., Pang, S.C., Coresill, J.U. e Su, B.C. 1992. Avaliação de esperma para criopreservação usando o teste de viabilidade hipo-osmótica. Fertil. Steril. **58**: 841-844.

Chandra, M., Srivastava, V.K. e Shukla, A.K. 1999. Study of effect of temperature on semen quantity (volume) and quality (motility) using fuzzy approach. Buffalo J. **15**: 105 - 113.

Chang, M.C. 1951. Capacidade de fertilização dos espermatozóides depositados nas trompas de Falópio. Nature. **168**: 607-608.

Collins, W.J., Braton, R.W. e Hendrson, C.R. 1951. A relação da produção de sémen com a excitação sexual dos touros leiteiros. J. Dairy Sci. **34**: 224.

Cook, W.H. e Martin, W.G. 1969. Egg lipoproteins. *In*: Tria, E., Scanu, A.M. ed. Structural and Functional Aspects of Lipoproteins in Living Systems. Academic Press, NewYork. pp. 579-615.

Cookson, A.D., Thomas, A.N. e Foulkes, J.A. 1984. Immunochemical investigation of the interaction of egg yolk lipoproteins with bovine spermatozoa. J. Reprod. Fertil. **70**: 599-604.

Cormier, N. e Bailey, J.L. 2003. Um mecanismo diferencial envolvido durante a heparina e a criopreservação induziu a capacitação de espermatozóides bovinos. Biol. Reprod. **69**: 177185.

Correa, J.R. e Zavos, P.M. 1994. O teste de intumescimento hipoosmótico: seu emprego como um ensaio para avaliar a integridade funcional da membrana do espermatozoide bovino descongelado e congelado. Theriogenology. **42**: 351-360.

Corteel, J.M. 1980. Effects du plasma séminal sur la survie et la fertilité des spermatozoids conservés in vitro. Reprod. Nutri. Develop. **20**: 1111-1123.

Cox, J.F., Catalan, A., Saravia, F., Avila, J. e Maria, A.S. 1994. Fertilização *in vitro* de oócitos foliculares de bovinos e ovinos por espermatozóides de cabra. Small Rum. Res. **15**: 55-58.

Davis, B.K. 1980. Interação dos lípidos com a membrana plasmática das células espermáticas. I. A ação antifertilizante do colesterol. Arch. Androl. **5**: 249-254.

Davis, B.K. 1981. Momento da fertilização em mamíferos: Razão de colesterol espermático/fosfolipídio como determinante do intervalo de capacitação. Proc. Natl. Acad Sci., EUA.

78: 75607564.

Dawra, R.K. e Sharma, O.P. 1985. Effect of seminal antioxidant on lipid peroxidation in spermatozoa, mitochondria and microsomes Biochem. Intern. **11**: 333-339.

De Lamirande, E. e Gagnon, C. 1995. Impacto das espécies reactivas de oxigénio nos espermatozóides: Um ato de equilíbrio entre efeitos benéficos e prejudiciais. Human Reprod. **10**: 15-21.

De Meulenaer, B. e Huyghebaert, A. 2010. Isolamento e purificação de imunoglobulinas da gema de ovo de galinha: A review. Food Agric. Immunol. **13**: 275-288.

Dhali, A., Karunakaran, M., Mech, A., Nath, N., Prakash, B., Rajkhowa, C. e Mishra, D.P. 2008. Nascimento do primeiro vitelo mithun (*Bos frontalis*) através de inseminação artificial. Animal. **2**(6): 879-882.

Dhami, A.J. 1992. Avaliação comparativa de certos procedimentos de processamento na congelação profunda de sémen de bovinos e búfalos em clima tropical. Tese, Ph.D. Deemed University, Indian Veterinary Research Institute, Izatnagar, Índia.

Dhami, A.J. e Sahni, K.L. 1993. Comparative assessment of certain biochemical and mineral constituents of seminal plasma and their interrelationships in ox and buffalo bulls. Indian J. Anim. Reprod. **14**: 98-100.

Dhami, A.J., Sahni, K.L., Mohan, G. e Tripathi, R.P. 1994. Comparative evaluation of initially static and motile semen ejaculates from Friesian and Murrah buffalo bulls for physico-morphological, biochemical, enzymatic and mineral constituents of seminal plasma. Indian. J. Anim. Sci. **64**: 926-932.

Dhami, A.J., Shelke, V.B., Vaghasiya, S.N., Antala, P.L. e Kavani, F.S. 2003. Protein and cholesterol concentration in blood plasma and seminal plasma of breeding bulls. Indian J. Anim. Reprod. **24**: 142-145.

Dhanju, C.K., Ranjha, S., Cheema, C. e Kaur, P. 2006. Correlação da congelabilidade dos espermatozóides com as caraterísticas do sémen em touros cruzados. Indian J. Anim. Sci. **76**: 241243.

Dogan, I., Polat, U. e Nur, Z. 2009. Correlações entre as actividades enzimáticas do plasma seminal e os parâmetros do sémen no fluido seminal de cavalos árabes. Iranian J. Vet. Research. **10**: 119-124.

Domoslawska, A., Zduhczyk, S., Nizahski, W. e Janowski, T. 2013.Avaliação da qualidade do sémen em cães inférteis utilizando a análise de esperma assistida por computador pelo Hamilton-Thorne Semen Analyser. Boletim do Instituto Veterinário de Pulawy. **57**: 429-432.

Donnely, E.D., Lewis, S.E.M., McNally, J.A. e Thompson, W. 1998. Fertilização *in vivo* e taxas de gravidez: a influência da motilidade e morfologia do esperma no resultado da FIV. Fertil. Steril. **70**: 304-314.

Dube, G.D., Dwaraknath, P.K. e Vyas, K.K. 1982. Lactic dehydrogenase in relation to semen quality. Indian J. Dairy Sci. **35**: 80-82.

Ehrenwald, E., Parks, J.E. e Foote, R.H. 1988. Efluxo de colesterol do esperma bovino: II. Efeito da redução do colesterol do esperma na penetração de zona livre de hamster e óvulos bovinos amadurecidos *in vitro*. Gamete Res. **20**: 413-420.

Ellington, J., Scarlett, J., Meyers-Wallen, V., Mohammed, HO. e Surman, V. 1993. Análise espermática assistida por computador das medidas de motilidade dos espermatozóides caninos. Theriogenology. **40**:725-733.

El-Sisy, G.A. El-Nattal, W.S. e El-Sheshtawy, R.I. 2008. Efeito da Superóxido Dismutase e Catalase na viabilidade de espermatozóides de búfalo criopreservados. Global Vet. **2**:56-61.

Endres, D.B. e Rude, R.K. 2006. Mineral and bone metabolism. *In*: Burtis, C.A., Ashwood, E.R. e Bruns, D.E. eds. Tietz text book of clinical chemistry and molecular diagnostics. 4th ed. St. Louis: Elsivier Saunders. pp: 1823-1891.

Grupo de Interesse Especial em Andrologia da ESHRE (Sociedade Europeia de Reprodução Humana e Embriologia). 1996. Workshop de consenso sobre técnicas avançadas de diagnóstico andrológico. Hum. Reprod. **11**:1463-1479.

Grupo de Interesse Especial em Andrologia da ESHRE (Sociedade Europeia de Reprodução Humana e Embriologia). 1998. Diretrizes sobre a aplicação da tecnologia CASA na análise de espermatozóides. Hum. Reprod. **13**:142-145.

Evenson, D.P. e Wixon, R. 2006. Aspectos clínicos da deteção da fragmentação do ADN do esperma e da infertilidade masculina. Theriogenology. **65**: 979-991.

Farrell, B. P., Trouern-Trend, L. V., Foote, R. H. e Douglas-Hamilton, A. M. D. 1995. Repetibilidade de medições em esperma humano, de coelho e de touro por análise de esperma assistida por computador ao comparar campos individuais e médias de 12 campos. Fertil. Steril. **64**: 208-210.

Farrell, P.B., Foote, R.H., Simkin, M.E., Clegg, E.D. e Wall, R.J. 1993. Relação entre a qualidade do sémen, o número de espermatozóides inseminados e a fertilidade em coelhos. J. Androl. **14**: 464-471.

Farrell, P.B., Presicce, G.A., Brockett, C.C. e Foote, R.H. 1998. Quantificação das caraterísticas do esperma de touro medidas pela análise de esperma assistida por computador (CASA) e sua relação com a fertilidade. Theriogenology. **49**: 871-879.

Farrell, P.B., Foote, R.H., McArdle, M.M., Trouern-Trend, V.L. e Tardif, A.L. 1996. Meios e procedimentos de diluição testados para minimizar os efeitos do manuseio em esperma humano, de coelho e de touro para análise de esperma assistida por computador (CASA). J. Androl. **17**(3):293-300.

Fazeli, A.R., Steenweg, W., Bevers, M.M., de Loos, F.A.M., Van den Broek, J. e Colenbrander, B. 1993. Development of sperm zona pellucida binding assay for bull semen. Vet. Rec. **132**: 14-16.

Fetterlof, P.M. e Rogers, B.J. 1990. Previsão da capacidade de penetração do esperma humano usando parâmetros de movimento computadorizados. Mole. Reprod. Develop. **27**: 326-331.

Flipse, R.J. e Anderson, W.R. 1964. Destino metabólico do ácido glutâmico-C em espermatozóides bovinos. J. Dairy Sci. **47**: 686.

Fouchecourt, S., Metayer, S., Locatelli, A., Dacheux, F. e Dacheux, J.L. 2000. Proteoma do fluido epididimário do garanhão: caraterização qualitativa e quantitativa; secreção e alterações dinâmicas das principais proteínas. Biol. Reprod. **62**: 1790-1803.

Foulkes, J.A. 1977. A separação das lipoproteínas da gema de ovo e o seu efeito na motilidade e integridade dos espermatozóides bovinos. J. Reprod. Fertil. **49**: 277-84.

Froman, D.P. e Feltmann, A.J. 1998. Mobilidade do esperma: uma caraterística quantitativa da galinha doméstica (*Gallus domesticus*). Biol. Reprod. **58**: 379-384.

Froman, D.P., Feltmann, A.J., Rhoads, M.L. e Kirby, J.D. 1999. Sperm mobility: a primary determinant of fertility in the domestic fowl. Biol. Reprod. **61**: 400-405.

Gadea, J., Gumbao, D., Novas, S.C., Zquez, F.A.Z., Grullo, L.A. e Gardo, G.C. 2007. A suplementação do meio de diluição após o descongelamento com glutationa reduzida melhora a função e a capacidade de fertilização in vitro de espermatozóides de touro descongelados e congelados. Andrologia. **7**: 1-10.

Gadea, J., Sellés, E., Marco, M.A., Coy, P., Matas, C., Romar, R. e Ruiz, S. 2004. Diminuição do conteúdo de glutatião no esperma de varrasco após a criopreservação: Efeito da adição de glutatião reduzido aos extensores de congelação e descongelação. Theriogenology. **62**(3-4):690-701.

Garner, D.L., Pinkel, D., Johnson, L.A. e Pace, M.M. 1986. Avaliação da função espermatozoide usando coloração fluorescente dupla e análises citométricas de fluxo. Bio. Reprod. **34**: 127-138.

Garner, D.L., Thomas, C.A., Gravance, C.G., Marshall, C.E., DeJanette, J.M. e Allen, C.H. 2001. A adição de plasma seminal atenua o efeito de diluição no esperma bovino. Theriogenology. **56**: 31-40.

Gebreselassie, G.A. 2009. Estudos sobre as caraterísticas físico-morfológicas e certas enzimas em ejaculados de sémen congelável e não congelável de touros cruzados. Tese, M.V.Sc. Deemed University, Instituto Indiano de Investigação Veterinária, Izatnagar, Índia.

Gebreselassie, G.A., Srivastava, S.K., Ghosh, S.K., Suman, C.L. e Tripathi, R.P. 2012. Caraterísticas físico-morfológicas do sémen de touro cruzado. Indian Vet. J. **89**(5): 91-93.

Gil, J., Lundeheim, N., Soderquist, L. e Rodriguez-Martinez, H. 2003. Influência do extensor, da temperatura e da adição de glicerol nos parâmetros espermáticos pós-descongelamento do sémen de carneiro. Theriogenology. **59**:1241-1255.

Glogowski, J. e Strzezek, J. 1981. Formas moleculares da fosfatase alcalina do plasma seminal de carneiro: algumas propriedades e alterações no processo patológico dos órgãos reprodutores. Anim. Reprod. Sci. **3**: 307-323.

Gonzales, G.F. e Villena, A. 1997. Influência de baixos níveis de frutose seminal corrigida na estabilidade da cromatina dos espermatozóides no sémen de homens que frequentam um serviço de infertilidade. Fertil. Steril. **67**: 763-768.

Gopal Krishna, T. e Rao, A.R. 1978. Caraterísticas do sémen em touros búfalos Murrah. Indian Vet. J. **55**: 216.

Graham, E.F., Vazquez, I.A., Schmell, M.L.K. e Everson, B.K. 1976. Um ensaio da qualidade do sémen por filtração em Sephadex. *In*: Actas da 8ª Conferência Internacional, Reprodução Animal e Inseminação Artificial, Cracóvia.

Griveau, J.F. e Le Lannou, D. 1997. Espécies reactivas de oxigénio e espermatozóides humanos: fisiologia e patologia. Int. J. Androl. **20**: 61-69.

Griveau, J.F., Dumont, E., Renard, P., Callegari, J.P. e Le Lannou, D. 1995. Espécies reactivas de oxigénio, peroxidação lipídica e sistemas de defesa enzimática em espermatozóides humanos. J. Reprod. Fertil. **103:** 17-26.

Gupta, H.C., Nair, M.C.S., Naik, S.G. e Srivastava, R.K. 1978. Effect of age and season on certain seminal characteristics of Surti buffalo bulls. Indian J. Dairy Sci. **31**: 254 - 252.

Halliwell, B. e Gutterridge, J. 1984. Lipid peroxidation, oxygen radicals, cell damage and antioxidant therapy. Lancet. **1**: 1396-1398.

Hancock, J.L. 1952. A morfologia dos espermatozóides de touro. J. Expt. Biol. **29**: 445-453.

Harshan, H.M., Singh, L.P., Arangasamy, A., Ansari, M.R. e Kumar, S. 2006. Effect of buffalo seminal plasma heparin binding protein (HBP) on freezability and *in vitro* fertility ofbuffalo cauda spermatozoa. Anim. Reprod. Sci. **93**: 124-133.

Hartree, F. e Srivastava, P.N. 1965. Composição química dos espermatozóides de carneiro. J. Reprod. Fertil. **9**: 47-60.

Hatamoto, L.K., Batista Sobrinho, C.A., Nichi, M., Barnabe, V.H., Barnabe, R.C. e Cortada, C.N.M. 2006. Efeitos do tratamento com dexametasona (para mimetizar o estresse) e da suplementação oral de vitamina E no espermiograma e nas atividades espontâneas de peroxidação lipídica e de enzimas antioxidantes do plasma seminal em cães. Theriogenology. **66**: 1610-1614.

Hathway, R.P. and Hartree, E.F. 1963.0bservação como o acrossoma de mamíferos remoção experimental do acrossoma de espermatozóides de carneiro e touro. J. Reprod. Fertil. **5**: 225-232.

Henkel, R., Hajimohammad, M., Stalf, T., Hoogendijk, C., Mehnert, C., Menkveld, R., Gips, H., Schill, WB. e Kruger, TF. 2004. Influence of deoxyribonucleic acid damage on fertilization and pregnancy (Influência de danos no ácido desoxirribonucleico na fertilização e gravidez). Fertil. Steril. **81**(4): 965-972.

Henkel, R., Kierspel, E., Hajimohammad, M., Stalf, T., Hoogendijk, C. e Mehnert, C. 2003. Fragmentação do ADN dos espermatozóides e tecnologia de reprodução assistida. Reprod. Biomed. Online. **7**:477-484.

Hirano, Y., Shibahara, H., Obara, H., Suzuki, T., Takamizawa, S., Yamaguchi, C., Tsunoda, H. e Sato, I. 2001. Relações entre as caraterísticas de motilidade dos espermatozóides avaliadas pela análise de espermatozóides assistida por computador (CASA) e as taxas de fertilização *in vitro*. J. Assist. Reprod. Genet. **18**(4):213-218.

Holland, M.K., Alvarez, J.G. e Storey, B.T. 1982. Produção de superóxido e atividade da superóxido dismutase em espermatozóides epididimários de coelho. Biol. Reprod. **27**: 1109-1118.

Holt, C., Holt, W.V., Moore, H.D.M., Reed, H.C.B. e Curnock, R.M. 1997. Medições objectivas da motilidade do esperma do varrasco correlacionam-se com os resultados das inseminações na exploração: resultados de dois ensaios de fertilidade. J. Androl. **18**(3): 312- 323.

Hu, J.H., Jiang, Z.L., Lv, R.K., Li, Q.W., Zhang, S. S., Zan, L.S., Li, Y.K. e Li, X. 2011. As vantagens das lipoproteínas de baixa densidade na criopreservação do sémen de touro. Cryobiology. **62**: 83-87.

Hu, J.H., Li, Q.W., Li, G., Chen, X.Y., Yang, H., Zhang, S.S. e Wang, L.Q. 2006. The Cryoprotective effect on frozen-thawed boar semen of egg yolk low density lipoproteins. Asian-Aust. J. Anim. Sci. **19**: 486-494.

Hu, J.H., Li, Q.W., Zan, L.S., Jiang, Z.L., An, J.H. e Wang, L.Q. 2010. O efeito crioprotector das lipoproteínas de baixa densidade em extensores nos espermatozóides de touro após congelação-descongelação. Anim. Reprod. Sci. **117**: 11-17.

Jasco, D.J., Little, T.V., Smith, K., Lein, D.H. e Foote, R.H. 1988. Análise objetiva da motilidade do esperma do garanhão. Theriogenology. **30**: 1159-1167.

Jather, V.S. e Hirwe, R. 1977. Níveis seminais de frutose, ácido cítrico e fosfatase e sua relação com a contagem de espermatozóides no homem. Indian J. Physiol. Pharmacol. **21**(3): 186-190.

Javed, M.T., Khan, A. e Kauser, R. 2000. Effect of age and season on some semen parameters ofNili-Ravi buffalo bulls. Veterinarski-Archiv. **70**: 83-94.

Jeulin, C., Soumah, A. e Jouannet, P. 1985. Factores morfológicos que influenciam a penetração do esperma humano no muco cervical *in vitro*. Int. J. Androl. **8**: 215-223.

Jeyendran, R.S., Vander Ven, H.H., Parez-Pelaez, M., Crabo, B.G. e Zaneweld, L.J.D. 1984. Development of an assay to assess the functional integrity of the human membrane and its relationship to other semen characteristics (Desenvolvimento de um ensaio para avaliar a integridade funcional da membrana humana e sua relação com outras caraterísticas do sémen). J. Reprod. Fertil. **70**: 219228.

Jiang, Z.L., Li, Q.W., Hu, J.H., Li, W.Y., Zhao, H.W. e Zhang, S.S. 2007. Melhoria da qualidade do sémen de criopreservação de javali através da suplementação com lipoproteínas de baixa densidade em diluentes. Cryobiology. **54**: 301-304

Jobim, M.I.M., Oberst, E.R., Salbego, C.G., Souza, D.O., Wald, V.B., Tramontina, F. e Mattos, R.C. 2004. Eletroforese bidimensional em gel de poliacrilamida das proteínas do plasma seminal bovino e sua relação com a congelabilidade. Theriogenology. **61**: 255266.

Jones, R. e Mann, T. 1977. Toxicidade dos peróxidos de ácidos gordos exógenos para os espermatozóides. J. Reprod. Fertil. **50**:255-260.

Jones, R., Mann, T. e Sherins, R.J. 1979. Quebra peroxidativa de fosfolípidos em espermatozóides humanos; efeitos espermicidas de peróxidos de ácidos gordos e ação protetora do plasma seminal. Fertil. Steril. **31**: 531 - 537.

Joshi, N.,Kodwany, G.,Balaiah, D.,Parikh, M. andParikh F. 1996.The importance of computer-assisted semen analysis and sperm function testing in an IVF program. Int. J. Fertil. **41**: 46-52.

Kadirvel, G. 2006. Estudos sobre a criocapacitação de espermatozóides de búfalo e sua minimização. Tese, Ph.D. Deemed University, Indian Veterinary Research Institute, Izatnagar, Índia.

Kampshmidt, R.F., Mayer, D.T. e Herman, H.A. 1953. Constituintes lipídicos e lipoproteicos da gema de ovo na resistência e armazenamento de espermatozóides de touro. J. Dairy Sci. **36**: 733-742.

Kankofer, M., Kolm, G. e Aurich, J. 2005. Atividade da glutationa peroxidase, superóxido dismutase e catalase e intensidade da peroxidação lipídica no sémen de garanhão durante o armazenamento a5° C. Theriogenology. **63**: 1354-1365.

Karunakaran, M., Dhali, A., Mech, A., Khate, K., Rajkhowa, C. e Mishra, D.P. 2007. Preservação do sémen de mithun (*Bos frontalis*) à temperatura de refrigeração. Anim. Reprod. Sci. **101**: 257-264

Kasimanickam, R., Pelzer, K.D., Kasimanickam, V., Swecker, W.S., Thatcher, C.D. 2006. Associação de parâmetros clássicos do sémen, índice de fragmentação do ADN dos espermatozóides, peroxidação lipídica e atividade enzimática antioxidante do sémen em ramlambs. Theriogenology. **65**:1407-1421.

Katz, D.F., Overstreet, J.W. e Drolonis, E.Z. 1989. Factores que regulam a migração de espermatozóides de mamíferos através do trato reprodutor feminino e das vestes do oócito. Gamete Res. **22**:443-469.

Kay, V.J. e Robertson, L. 1998. Motilidade hiperactivada dos espermatozóides humanos: uma revisão da função fisiológica e aplicação na reprodução assistida. Human Reprod. Update. **4:** 776-786.

Kerr, J.B., Rich, K.A. e de Kretser, D.M. 1979. Alterações da estrutura fina e secreção de androgénio das células intersticiais no testículo de rato experimentalmente criptorquídeo. Biol. Reprod. **20**: 409-422.

Kjaestad, H. Ropstad, E. Andersen, B.K. 1993. Avaliação dos parâmetros espermatológicos utilizados para prever a fertilidade do sémen de touro congelado. Ata Vet. Scand. **34**: 299- 303.

Kobayashi, M., Kakizono, T. e Nagai, S. 1991. Produção de astaxantina por uma alga verde, Haematococcus pluvialis, acompanhada de alterações morfológicas em meio de acetato. Journal ofFermentation andBioengineering. **71** (5): 335-339.

Koonjaenak, S., Chanatinart, V., Aiumlamai, S., Pinyopumimintr, T. e Rodriguez-Martinez, H. 2007. Variação sazonal da qualidade do sémen de touros búfalos do pântano (*Bubalus bubalis*) na Tailândia. Asian J. Androl. **9**(1): 92-101.

Kozdrowski, R., Dubiel, A., Bielas, W. e Dzięciol, M. 2007. Dois protocolos de criopreservação de sémen caprino com a utilização de um sistema de análise de sémen assistido por computador. Ata Vet. Brno. **76**: 601-604.

Kremer, J. e Kroeks, M. 1975. Modificação do teste de penetração de espermatozóides in vitro por meio do medidor de penetração de espermatozóides. Ata Eur. Fertil. **6**: 377-380.

Kumar, A. 2005. Efeito das proteínas de ligação à heparina e de não ligação à heparina do plasma seminal sobre a congelabilidade e a fertilidade *in vitro* dos espermatozóides de cauda de búfalo. Tese, M.V.Sc. Deemed University, Indian Veterinary Research Institute, Izatnagar, Índia.

Kumar, D., Joshi, A. e Naqvi, S.M.K. 2010. Avaliação comparativa do sémen de carneiros Malpura e Bharat merino através da técnica de análise de esperma assistida por computador em ambiente tropical semi-árido. Inter. J. Anim. Vet. Ad. **2**(1): 26-30.

Kumar, N., Verma, R.P., Singh, L.P., Varshney, V.P. e Dass, S.S. 2006. Effect of different levels and sources of zinc supplementation on quantitative and qualitative semen attributes and serum testosterone level in crossbred cattle (*Bos indicus* × *Bos taurus*) bulls. Reprod. Nutr. Develop. **46**: 663-675.

Kumar, S. 1989. Estudos sobre o efeito de vários níveis de certos crioprotectores na congelação profunda do sémen de búfalo. Tese, M.V.Sc. GB Pant Univ., Pantnagar, Índia.

Langlais, J. e Roberts, K.A. 1985. Um modelo de membrana molecular de capacitação de espermatozóides e reação de acrossoma de espermatozóides de mamíferos. Gamete Res. **12**: 183-224.

Larsen, L., Scheike, T. e Jensen, T.K. 2000. Computer-assisted semen analysis parameters as predictors for fertility of men from the general population. Hum. Reprod. **15**: 15621567.

Lee, W.I., Gaddum-Rosse, P. e Bladau, R.J. 1981. Penetração do esperma no muco cervical invitro.III. Efeito da congelação no muco cervical de bovinos em estro. Fertil. Steril. **36**: 209.

Leidl, W., Kato, H., Hollerrieder, J. e Braun, J. 1993. Análise da motilidade espermática por métodos assistidos por computador, com especial consideração da fertilização in vitro. Mol. Reprod. Dev. **36**: 222-228.

Liu, D.Y., Clarke, G.N. e Baker, H.W. 1991. Relação entre a motilidade espermática avaliada com o analisador de motilidade Hamilton-Thorn e as taxas de fertilização *in vitro*. J. Androl. **12**: 231-239.

Llaurado, I.G. e Dominiquez, O.V. 1963. Effect of cryptorchidism on testicular enzymes involved in androgen biosynthesis. Endocrinology. **72**: 292-295.

Lopez, M.L., Grez, P., Gribbel, I. e Bustos Obregon, E. 1989. Caraterísticas citoquímicas e ultra-estruturais do epidídimo do garanhão (*Equus cabalus*). J. Submicroscopic Cytology and Pathology. **21**: 103-120.

Loyi, T. 2008. Estudos comparativos sobre electrólitos e proteínas totais do plasma seminal entre sémen de touro cruzado congelável e não congelável. Tese, M.V.Sc. Deemed University, Instituto Indiano de Investigação Veterinária, Izatnagar, Índia.

Macleod, I.C. e Irvine, D.S. 1995. The predictive value of computer-assisted semen analysis in the context of donor insemination programme (O valor preditivo da análise de sémen assistida por computador no contexto do programa de inseminação de dadores). Hum. Reprod. 10: 580-586.

Mandal, D.K., Nagpaul, P.K. e Gupta, A.K. 2003. Motion characteristics of Murrah buffalo bull spermatozoa in various seasons and its relationship with functional integrity of the plasmalemma. Theriogenology. **60**: 349-358.

Manjunath, P., Nauc, V., Bergeron, A. e Menard, M. 2002. As principais proteínas do plasma seminal bovino ligam-se à fração de lipoproteínas de baixa densidade da gema de ovo de galinha, Biol.

Reprod. **67**: 1250-1258.

Mann, T. 1964. The biochemistry of semen and of the male reproductive tract. Methuen, Londres.

Marnett, L.J. 2002. Radicais oxigenados, peroxidação lipídica e danos no ADN. Toxicology. **181182**: 219-222.

Marques, V.A., Goulart, L.R. e Silva, A.E.D.F. 2000. Variações dos perfis protéicos e das concentrações de cálcio e fosfolipase A2 no sêmen bovino descongelado e sua relação com a reação de acrossoma. Genetics and Molecular Biology. **23**: 825-829.

Martin, G.B., White, C.L., Markey, C.M. e Blackberry, M.A. 1994. Effect of dietary zinc deficiency on the reproductive system of young male sheep: testicular growth and the secretion ofinhibin and testosterone. J. Reprod. Fertil. **101**: 87-96.

Martin, W.G., Augustyniak, J. e Cook, W.H. 1964. Fracionamento e caraterização das lipoproteínas de baixa densidade da gema de ovo de galinha. Biochim. Biophys. Ata. **84**:714-720.

Mathew, A., Joseph, P.J. e Jose, T. K. 1982. Caraterísticas do sémen de touros de raça pura e de raça cruzada. Ind. Vet. J. **59**: 364-367.

Matouseket, J., Riha, J., Sarsen, V., Veselky, H. e Londa, F. 1989. Penetração do muco cervical e outros fluidos corporais por esperma de touro em tubos capilares. Anim. Reprod. Sci. **18**: 161- 166.

Maxwell, W.M.C. e Watson, P.F. 1996. Progressos recentes na preservação do sémen de carneiro. Anim. Reprod. Sci. **42**: 55-65.

Mayuri, R. 2006. Estudos sobre danos oxidativos e efeitos de certos antioxidantes em espermatozóides de búfalo durante a criopreservação. Tese, M.V.Sc. Deemed University, Indian Veterinary Research Institute, Izatnagar, Índia.

Meister, A. e Anderson, M.E. 1983. Glutationa. Annu. Rev. Biochem. **52**: 11-60.

Mishra, A.K. e Tyagi, S. 2006. Recent trends in the semen collection, evaluation and cryopreservation (Tendências recentes na recolha, avaliação e criopreservação de sémen). *In*: Seminário nacional sobre inseminação artificial: Acceptability, impact, constraints and solution. pp. 95-105.

Mishra, A.K., Patel, S.H., Joshi, B.V., Jaiswal, R.S. e Trivedi, K.R. 1994. Caraterísticas e congelabilidade do sémen de touros cruzados em condições indianas. *In*: Proceedings of fourth Intl. Buffalo Congr., São Paulo, Brasil. **3**: 495-497.

Mohan, G., Kaker, M.L. e Razdan, M. N. 1979. Constituintes físicos e bioquímicos do sémen de touros jovens cruzados durante o verão. Indian Vet. J. **56**: 376-379.

Mohanty, D.N. 1999. Estudos sobre a saúde reprodutiva, congelabilidade e fertilidade em touros CB.

Tese de doutoramento da Universidade Deemed, Instituto Indiano de Investigação Veterinária, Izatnagar, Índia.

Mondal, M., Karunakaran, M., Lee, K.B. e Rajkhowa, C. 2010. Caracterização de ejaculados de Mithun (Bos frontalis) e fertilidade de esperma criopreservado. Anim. Reprod. Sci. **118** 210-216.

Moore, A.I., Squires, E.L. e Graham, J.K. 2005. A adição de colesterol à membrana plasmática do espermatozoide de garanhão melhora a criosupervivência. Cryobiology. **51**: 241-249.

Mortimer, D. 1994. Practical Laboratory Andrology. New York: Oxford University Press.

Mortimer, D., Shu, M.A. e Tan, R. 1986. Padronização e controlo de qualidade da concentração de espermatozóides e contagens de motilidade espermática na análise de sémen. Human Reprod. **1**: 299303.

Mortimer, S.T. e Maxwell, W.M. 1999. Definição cinemática da hiperactivação do esperma de carneiro. Reprod. Fertil. Develop. **11:** 25-30.

Mortimer, S.T. e Swan, M.A. 1995. Cinemática variável da capacitação de espermatozóides humanos. HumanReproduction. **10:** 3178-3182.

Mortimer, ST. 1997. Uma revisão crítica da importância fisiológica e análise do movimento dos espermatozóides em mamíferos. Human Reprod. Update. **3**: 403 - 439.

Moura, A.A., Chapman, D.A., Koc, H. e Killian, G.C. 2007. Uma análise proteómica abrangente do fluido da glândula sexual acessória de touros Holstein maduros. Anim. Reprod. Sci. **98**: 169-188.

Moussa, M., Martinet, V., Trimeche, A., Tainturier, D. e Anton, M. 2002. Lipoproteínas de baixa densidade extraídas da gema de ovo de galinha por um método fácil: Efeito crioprotector no sémen de touro descongelado e congelado. Theriogenology. **57**:1695-1706.

Muller-Schlosser, F., Aires, V., Hinsch, E. e Hinsch, K.D. 2001. Avaliação da qualidade de uma nova geração de diluidores de sémen sem gema de ovo para a criopreservação de sémen bovino. *In*: 34ª Conferência sobre fisiologia e patologia da reprodução, Giessen.

Nair, SJ., Brar, A.S., Ahuja, C.S., Sangha, S.P.S. e Chaudhary, K.C. 2006. A comparative study on lipid peroxidation, activities of antioxidant enzymes and viability of cattle and buffalo bull spermatozoa during storage at refrigeration temperature. Anim. Reprod. Sci. **96** (1-2): 21-29.

Nandroo, G.A. Saxena, V.B. e Tripathi, S.S. 1987. Estudos sobre transaminases e fosfatases no plasma do sémen de touros de raça Jersey e cruzados. Ind. Vet. J. **64**: 10531056.

Nauc, V. e Manjunath, P. 2000. Radioimunoensaio para proteínas do plasma seminal de touro (BSP-AI/-A2, BSP-A3 e BSP-30-kDa) e sua quantificação no plasma seminal e esperma. Biol. Reprod.

63:1058-1066.

Nissen, H.P. e Kreysel, H.W. 1983. Superóxido dismutase no sémen humano. Klinische wochenschrift. **62**: 63-65.

Nolan, I.P., Graham, J.K. e Hammerstedt, R.H. 1992. Indução artificial de exocitose em espermatozóides de touro. Arch. Biochem. Biophy. **292**: 311-322.

O'Connor, M.T., Amann, R.P. e Saacke, R.G. 1981. Comparações de avaliações computacionais da motilidade espermática com testes laboratoriais padrão e seu uso para prever a fertilidade. J. Anim. Sci. **53**:1368-1376.

O'Flaherty, C.M., Beorlegui, N.B. e Beconi, M.T. 1999. Requisitos das espécies reactivas de oxigénio para a capacitação do esperma bovino e a reação do acrossoma. Theriogenology. **52**: 289-301.

Orgebin-Crist, M.C., Danzo, G.J. e Cooper, T.J. 1976. Reexame da dependência da viabilidade do esperma epididimário no ambiente epididimário. J. Reprod. Fert. **24**: 115120.

Ozkavukcu, S., Erdemli, E., Isik, A., Oztuna, D. e Karahuseyinoglu, S. 2008. Efeitos da criopreservação nos parâmetros espermáticos e na morfologia ultra-estrutural dos espermatozóides humanos. J. Assi. Reprod. Gene. **25**(8): 403-411.

Pace, M.M. e Graham, E.F. 1970. The release of glutamic oxaloacetic transaminase from bovine spermatozoa as a test method of assessing semen quality and fertility. Biol. Reprod. **3**: 140-146.

Pace, M.M. e Graham, E.F. 1974. Components in egg yolk which protect bovine spermatozoaduring freezing. J. Anim. Sci. **39**:1144-1149.

Palmer, C., Amundson, S., Brito, L., Waldner, C. e Barth, A. 2004. Utilização de ocitocina e cloprostenol para facilitar a colheita de sémen por electro-ejaculação ou massagem transrectal em touros. Anim. Reprod. Sci. **80**: 213-223.

Pangawkar, G.R., Sharma, R.D e Singh, R. 1988. Concentração de proteínas, ácido siálico e zinco no plasma seminal de touros em relação à congelabilidade do sémen. Indian Vet. J. **65**: 58-60.

Patel, K.V., Dhami, A.S. e Kodagali, S.B. 1986. Andrological investigations in crossbred bulls with testicular hypoplasia. Indian J. Anim. Reprod. **7**: 48-54.

Perumal P., Vupru, K. e Rajkhowa, C. 2013a. Efeito da adição de glutationa reduzida no armazenamento líquido (5° C) do sémen de mithun (*Bos frontalis*). Indian J. Anim. Sci. **83** (10): 1024-1028.

Perumal, P. 2008. Cryopreservation of bovine semen with some additives for augmenting fertility (Criopreservação de sémen bovino com alguns aditivos para aumentar a fertilidade). Tese, M.V.Sc.

Universidade de Agricultura e Tecnologia de Orissa, Bhubaneswar, Orissa, Índia.

Perumal, P. 2014b. Efeito da superóxido dismutase no armazenamento líquido (5° C) do sémen de mithun (*Bos frontalis*). Journal of Animals. Volume 2014, Artigo ID 821954, 9 páginas, http://dx.doi.org/10.1155/2014/821954.

Perumal, P. e C. Rajkhowa. 2013f. Efeito da adição de sumo de romã (Punica granatum) no armazenamento líquido (5° C) do sémen de mithun (*Bos frontalis*). Indian J. Anim. Research (Aceite).

Perumal, P., Chamuah, J.K. e Rajkhowa, C. 2013d. Efeito da catalase no armazenamento líquido (5° C) do sémen de mithun (*Bos frontalis*). Asian Pacific J. Anim. Reprod. **2** (3): 209 - 214.

Perumal, P., Selvaraju, S., Barik, A.K., Mohanty, D.N., Das, S. e Mishra, P.C. 2011b. Role of reduced glutathione in improving post-thaw seminal parameters in poor freezable Jersey crossbred bull semen. Indian J. Anim. Sci. **81** (8): 807-810.

Perumal, P., Selvaraju, S., Selvakumar, S., Barik, A.K., Mohanty, D.N., Das, S., Das, R.K. e Mishra, P.C. 2011a. Effect of pre-freeze addition of cysteine hydrochloride and reduced glutathione in semen of crossbred Jersey bulls on sperm parameters and conception rates. Reprod. Dom. Anim. **46**(4): 636-641.

Perumal, P., Vupru, K. e Khate, K. 2013e. Efeito da adição de melatonina no armazenamento líquido (5° C) do sémen de mithun (*Bos frontalis*). Revista Internacional de Zoologia. Volume 2013, Artigo ID 642632, 10 Páginas, http://dx.doi.org/10.1155/2013/642632

Perumal, P., Vupru, K. e Rajkhowa, C. 2013b. Efeito da adição de trealose no armazenamento líquido (5° C) do sémen de mithun (*Bos frontalis*). Indian J. Anim. Research. (Aceite).

Perumal, P., Vupru, K. e Rajkhowa, C. 2013c. Efeito da adição de taurina no armazenamento líquido (5° C) do sémen de mithun (*Bos frontalis*). Medicina Veterinária Internacional. Volume 2013, Artigo ID 165348, 7 Páginas, http://dx.doi.org/10.1155/2013/165348

Perumal, P., Vupru, K. e Rajkhowa, C. 2014a. Efeito da adição de cloridrato de cisteína no armazenamento líquido (5° C) do sémen de mithun (*Bos frontalis*). Indian Vet. J. (aceite).

Pesch, S., Bergmann, M. e Bostedt, H. 2006. Determinação de algumas enzimas e macro e microelementos no plasma seminal de garanhões e suas correlações com a qualidade do sémen. Theriogenology. **66**: 307-313.

Placer, Z. A., Cushman, L. L. e Johnson, B. C. 1966. Estimativa da peroxidação lipídica (malondialdeído) em sistemas bioquímicos. Analytical Biochemistry. **16**: 359-364.

Prasad, J.K. 1997. Estudos sobre alterações enzimáticas e teste de fertilidade in vitro em relação à criopreservação de sémen de touros cruzados. Tese, M.V.Sc. Deemed University, Indian Veterinary

Research Institute, Izatnagar, Índia.

Prasad, J.K., Kumar, S., Mohan, G., Agarwal, S.K. e Shankar, U. 1999. Simple modified method for cervical mucus penetration test for quality assessment of bull semen. Indian J. Anim. Sci. **69**: 103 - 105.

Prasad, J.K., Kumar, S., Mohan, G., Shankar, U. e Agarwal, S.K. 2000. Biochemical studies pertaining to freezability of cross bred bull semen (Estudos bioquímicos relativos à congelabilidade do sémen de touros cruzados). Indian J. Vet. Res. **8**: 37-40.

Quinn, P.J., Chow, P.Y. e White, I.G. 1980. Evidências de que o fosfolipídio protege os espermatozóides do choque frio em um local da membrana plasmática. J. Reprod. Fertil. **60**:403-407.

Rathi, R., Colebrander, B., Bevers, M.N. e Gadella, B.M. 2001. Avaliação da capacitação in vitro de espermatozóides de garanhão. Biol. Reprod. **65**: 462-470.

Reubal, W.T. e Tappel, A.L. 1996. Danos a proteínas, enzimas e aminoácidos por lípidos peroxidantes. Arch. Biochem. Biophy. **113**: 5-8.

Ricker, J.V., Linfor, J.J., Delfino, W.J., Kysar, P., Scholtz, E.L. e Tablin F. 2006. Comportamento da fase da membrana do esperma equino: Os efeitos dos crioprotectores à base de lípidos. Biol. Reprod. **74**: 359- 365.

Risbridger, G.P., Kerr, J.B., Peake, R., Rich, K.A. e de Kretser, D.M. 1981. Temporal changes in rat Leydig cell function after the induction of bilateral cryptorchidism. J. Reprod. Fertil. **63**: 415-423.

Roberts, S.J. 1982. Veterinary Obstetrics and Genital Diseases. 2nd. CBS Publisher and Distributors, Nova Deli, Índia.

Roussel, J.D. e Stallcup, O. T. 1965. Activity of lactic dehydrogenase and its isozymes in bovine semen. J. Dairy Sci. **48**: 1506.

Saacke, R.G., Dejarnette, J.M., Bame, J.H., Karabinus, D.S. e Whitman, S.S. 1998. Podem os espermatozóides com cabeças anormais ter acesso ao óvulo em bovinos inseminados artificialmente com super-ovulação e ovulação única? Theriogenology. **50**: 117-128.

Saeed, S., Khan, F.A., Rehman, S.B., Khan, D.A. e Ahmad, M. 1994. Parâmetros bioquímicos na avaliação da oligospermia. J. Pak. Med. Asso. **44**: 137-140.

Sagdeo, L.R., Chitnis, A.B., Deshmukh, S.N. e Kaikini, A.S. 1990. Studies on semen freezability of pure Jersey with varying levels of exotic inheritance. Indian J. Anim. Reprod. **11**: 79-84.

Salamon, S. e Maxwell, W.M.C. 1995. Armazenamento congelado de sémen de carneiro I. processamento, congelação, descongelação e fertilidade após inseminação cervical. Anim. Reprod.

Sci. **37**: 185249.

Salisbury, G.W., VanDemark, N.L. e Lodge, J.R. 1978. Physiology of reproduction and artificial insemination of cattle (Fisiologia da reprodução e inseminação artificial de bovinos). 2ª ed. W.H. Freeman and Company. pp. 259-260.

Salisbury, G.W., VanDemark, N.L. e Lodge, J.R. 1985. Physiology of reproduction and artificial insemination of cattle (Fisiologia da reprodução e inseminação artificial de bovinos). 2ª ed. W.H. Freeman and Company. pp. 268-274.

Sarsaifi, K., Rosnina, Y., Ariff, M.O., Wahid, H., Hani, H., Yimer, N., Vejayan, J., Win Naing, S. e Abas, M.O. 2013. Efeito dos métodos de recolha de sémen na qualidade dos espermatozóides de bovinos Bali (*Bos javanicus*) pré e pós-descongelados. Reprod. Domest. Anim. **48**(6): 1006-1012.

Satish Kumar e Kadirvel, G. 2007. Avaliação funcional de espermatozóides de búfalo congelados e descongelados usando o teste de penetração do muco cervical. In: Compêndio da XXIII Convenção Anual do ISSAR e Simpósio Nacional, Bhubaneswar, Índia. pp: 234.

Saxena, V. B e Tripathi, S. S. 1979. Caraterísticas do sémen e sua conservação em touros da raça dinamarquesa. IndianJ. Anim. Sci. **49**: 878-883.

Schade, R. e Chacana, P.A. 2007. Frações de livetina (IgY). *In*: Huopalahti, R., Lopez-Fandino, R., Anton, M. e Schade, R. ed. Bioactive egg compounds. Berlim/Heidelberg: Springer Verlag. p. 25-32.

Schonek, C., Braun, J. e Einspanier, R. 1996. A viabilidade do esperma é influenciada pela proteína do plasma seminal bovino aSPF: efeitos na motilidade, atividade mitocondrial e peroxidação lipídica. Theriogenology. **45**: 633-642.

Sethi, R.K., Raina, V.S., Joshi, B.K. e Gurnani, M. 1989. Multistage selection of crossbred males, and effect of their age and body weight on semen quality and freezability. Indian J. Anim. Sci. **59**: 171-174.

Sharma, M.L. Mohan, G. e Sahni, K.L. 1992. Um estudo sobre danos acrosomais na criopreservação de sémen de touro cruzado. Indian Vet. J. **69**: 962-964.

Sharpe, R.M. 1983. Impaired gonadotrophin uptake in vivo by the cryptorchid rat testis. J. Reprod. Fertil. **67**: 379-387.

Simoons, F.J. 1984. Gayal ou mithun. *In*: Manson, I.L. ed. Evolution of Domesticated Animals. Longman, Londres. pp. 34 - 36.

Singh, D.M., Pangawkar, G.R., Hundal, R.S. e Chaudhary, K. C. 1989. Studies on certain biochemical constituents of seminal plasma in exotic and crossbred bulls. Indian Vet. J. **66**: 1112-1115.

Singh, G. e Prabhu, S.S. 1983. Efeito da frequência da ejaculação sobre o tempo de reação e a qualidade do sémen de touros Hariana. J. Vet. Sci. **33**: 230.

Singh, M., Ghosh, S.K., Prasad, J.K., Kumar, A., Ramteke, S.S. e Bhure, S.K. 2013. Proteínas de ligação à heparina do plasma seminal de touros de búfalo e sua relação com a congelabilidade do sêmen. Indian J. Anim. Sci. **83** (7): 700-704.

Singh, M.P., Sinha, S.N. e Singh, B. 1992. Some characteristics of Murrah bulls. Indian J. Anim. Sci. **52**: 594-598.

Sinha, M.P Sinha, A.K. Singh, B.K. Prasad, P.L. 1996. The effect of glutathione on the motility, enzyme leakage and fertility of frozen goat semen. Theriogenology. **41**: 237243.

Sirat, M.P., Sinha, A.K., Singh, B.K. e Prasad, L. 1996. Effect of cryoprotectants on release of various enzymes from buck spermatozoa during freezing. Theriogenology. **45**: 405-416.

Slaweta, R., Wasowicz, W. e Laskowska, T. 1998. Teor de selénio, atividade da glutationa peroxidase e nível de peróxido de lípidos no sémen fresco de touro e sua relação com a motilidade dos espermatozóides após a congelação-descongelação. Zentralbl Veterinarmed. **35:** 455- 460.

Slowihska, M., Karol, H. e Ciereszko, A. 2008. Ensaio Cometa de espermatozóides de touro frescos e criopreservados. Cryobiology. **56**(1): 100-102.

Srivastava, P.N., Adam, C.E. e Hastree, E.P. 1965. Enzymatic action of acrosomal preparation on the rabbit ovum in vitro. J. Reprod. Fertil. **10**: 61-67.

Srivastava, S. 2000. Effect of ascorbic acid, caffeine and chloroquine on the freezability of bovine semen. Tese, M.V.Sc. Deemed University, Indian Veterinary Research Institute, Izatnagar, Índia.

Stachecki, J.J., Ginsburg, K.A., Leach, R.E. e Larmant, D.R. 1993. Análise de sémen assistida por computador (CASA) de esperma epididimal do gato doméstico. J. Androl. **14**: 6065.

Stamatiadis, K., Karayanidis, A. e Tsakalof, P. 1984. Relação entre a atividade da LDH no plasma seminal e a viabilidade dos espermatozóides de carneiro. *In*: The male in farm animal reproduction, Courot, M. ed. Martinus-Nijhoff publishers, Boston. pp. 257-263.

Strzezek, J., Lapkiewicz, S. e Lecewicz, M. 1999. Uma nota sobre a capacidade antioxidante do plasma seminal do varrasco. Anim. Sci. Papers and Reports. **17**: 181-188.

Suarez, S.S., Dai, X.B., DeMott, R.P., Redfern, K. e Mirardo, M.A. 1992. Caraterísticas de movimento dos espermatozóides de javali obtidos do oviduto ou hiperactivados *in vitro*. J. Androl. **13**: 75-80.

Subodh Kumar, e Bhattacharya, H.K. 2009. Uma investigação sobre certas caraterísticas físicas do sémen de mithun. Indian J. Anim. Sci. **79** (4): 375-376.

Suleiman, S.A., Ali, M.E., Zaki, M.S., Malik, E.M.E.A. e Nast, M.A. 1996. Peroxidação lipídica e motilidade dos espermatozóides humanos: papel protetor da vitamina E. J. Androl. **17**(5): 530-537.

Suruki, T., Nakajima, K., Yamamoto, A. e Yamanaka, H. 1995. O zinco de ligação à metalotioneína inibe a descondensação da cromatina nuclear dos espermatozóides humanos. Andrologia. **27**: 161-164.

Suryaprakasam, T. B. e Narasimha Rao, A.V. 1993. Estudos sobre as caraterísticas seminais de touros A.I. de raça múltipla. Indian Vet. J. **70**: 629-632.

Swain, A. K. e Singh, S.V. Enzymatic profile in relation to physical parameters of Sahiwal bull semen (Perfil enzimático em relação aos parâmetros físicos do sémen do touro Sahiwal). Indian J. Anim. Sci. **74** (6): 594-596.

Therien, I., Moreau, R. e Manjunath, P. 1999. As proteínas de ligação aos fosfolípidos do plasma seminal bovino estimulam o efluxo de fosfolípidos dos espermatozóides epididimários. Biol. Reprod. **61**: 590-598.

Therien, I., Moreau, R. e Manjunath, P. 1999. As principais proteínas do plasma seminal bovino e a lipoproteína de alta densidade induzem o efluxo de colesterol do esperma epididimal. Biol. Reprod. **59**: 768-776.

Therien, I., Souberyrand, S. e Manjunath, P. 1997. As principais proteínas do plasma seminal bovino modulam a capacitação dos espermatozóides pela lipoproteína de alta densidade. Biol. Reprod. **57**:1080-1088.

Tomar, N. S. 1984. Artificial insemination and reproduction of cattle and buffaloes, 3rd ed. Saroj Prakashan Publishers, Allahabad, UP, Índia.

Tomar, N.S. 1997. Artificial Insemination and Reproduction of Cattle and Buffalos (Inseminação Artificial e Reprodução de Bovinos e Búfalos). Sarojprakashan, Allahabad, Índia.

Tomar, N.S., Sharma, K.C. e Shukla, S.N. 1985. Produção de sémen em relação à idade dos touros HF X Hariana. Indian Vet. J. **62**(6): 499 - 501.

Tonieto, R.A., Goularte, K.L., Gastal, G.D.A., Schiavon, R.S., Deschamps, J.C. e Lucia (Jr.) T. 2010. Efeito crioprotetor da trealose e da lipoproteína de baixa densidade em extensores para sêmen de carneiro congelado. Small Rum. Res. **93**: 206-209.

Topper, E.K., Killian, G.J., Way, A., Enyel, B. e Woelders, H. 1999. Influência da capacitação e dos fluidos do trato genital masculino e feminino na capacidade de ligação à zona dos espermatozóides de touro. J. Reprod. Fertil. **115**: 175-183.

Tosic, J. e Walton, A. 1950. Formação de peróxido de hidrogénio pelos espermatozóides e seu efeito inibitório na respiração. Nature (Londres). **158**: 485.

Tramer, F., Rocco, F., Micali, F., Sandri, G. e Panfili, E. 1998. Sistemas antioxidantes em espermatozóides epididimários de rato. Biol. Reprod. **59**: 753-758.

Trinchero, G.D., Affranchino, M.A., Schang, L.M. e Beconi, M.T. 1990. Efeito antioxidante do espermatozoide bovino na peroxidação lipídica. Com. Biol. **8**: 339-350.

Turner, R.M. e McDonnell, S.M. 2003. Fosfatase alcalina no sémen de garanhão: caraterização e aplicações clínicas. Theriogenology. **60**: 1-10.

Tyagi, S., Mathur, A.K. e Agarwal, S.C. 2000. Semen production performance of Frieswalbulls. IndianJ. Anim. Sci. **70**: 1032-1034.

Upreti, G.C., Jensen, K., Mundat, R., Duganzich, D.N., Vishwanath, R. e Smith, J.F. 1998. Estudos sobre a atividade da oxidase de aminoácidos aromáticos em espermatozóides de carneiro: papel do piruvato como antioxidante. Anim. Reprod. Sci. **51**:275-287.

Uysal, O., Buck, M.N., Yavas, I. e Varisli. O. 2007. Effect of various antioxidants on the Quality of frozen thawed bull semen (Efeito de vários antioxidantes na qualidade do sémen de touro congelado e descongelado). J. Anim. Vet. Ad. **6** (12): 1362-1366.

Vera-Munoz, O., Amirat-Briand, L., Diaz, T., Vasquez, L., Schmidt, E., Desherces, S., Anton, M., Bencharif, D. e Tainturier, D. 2009. Efeito da diluição do sémen para baixo número de espermatozóides por dose na motilidade e funcionalidade de espermatozóides bovinos criopreservados usando extensor de lipoproteínas de baixa densidade (LDL): comparação com Triladyl® e Bioxcell®. Theriogenology. **71**: 895-900.

Verma, N.K. 1997. Estudos de criopreservação de sémen de touros cruzados com especial referência a tampões, estabilizadores de membrana e enzimas seminais. Tese, M.V.Sc. Deemed University, Indian Veterinary Research Institute, Izatnagar, Índia.

Verstegen, J., Iguer-Ouada, M. e Onclin, M. 2002. Computer assisted semen analyzers in andrology research and veterinary practice. Theriogenology. **57**: 149-179.

Vidament, M., Ecot, P., Noue, P., Bourgeois, C., Magistrini, M. e Palmer, E. 2000. Centrifugação e adição de glicerol a 22° C em vez de 4° C melhoram a motilidade pós-descongelamento e a fertilidade dos espermatozóides de garanhões. Theriogenology. **54**:907-919.

Videla, E., Blanco, A.M., Galli, M.E. e Fernandez-Collazo, E. 1981. Bioquímica seminal humana: frutose, ácido ascórbico, ácido cítrico, fosfatase ácida e sua relação com a contagem de espermatozóides. Andrologia. **13**: 212 -214.

Visconti, P.E., Galantino-Homer, H., Ning, X.P., Moore, G.D, Valenzuela, J.P., Jorgez, C.J., Alvarez, J.G. e Kopf, G.S. 1999. Transdução de sinal mediada por efluxo de colesterol em espermatozóides de mamíferos. J. Biol. Chem. **274**: 3235-3242.

Vishwanath, R. e Shannon, P. 2000. Armazenamento de sémen de bovino em estado líquido e congelado. Anim. Reprod. Sci. **62**:23-53.

Waberski, D. 2007. Plasma seminal de javali e fertilidade. Reprod. Domest. Anim. 31(1): 87-90.

Wainer, R., Merlet, F., Bailly, M., Lombroso, R., Camus, E. e Bisson, J.P. 1996. Factores prognósticos do esperma na inseminação intra-uterina com esperma do parceiro. Contracept. Fertil Sex. **24**:897-903.

Wall, R.J. e Foote, R.H. 1999. Fertilidade do esperma de touro congelado e armazenado em extensor de gema de ovo clarificado-tris-glicerol. J. Dairy Sci. **82**(4): 817-821.

Watson, P.F. 1975. Utilização da coloração de Giemsa para detetar alterações no acrossoma de espermatozóides de carneiro congelados. Vet. Rec. **97**: 12-15.

Watson, P.F. 1976. A proteção dos espermatozóides de carneiro e touro pela fração lipoproteica de baixa densidade da gema de ovo durante o armazenamento a 50C e a congelação. J. Therm. Biol. **1**:137-141.

Watson, P.F. 1995. Desenvolvimentos e conceitos recentes na criopreservação de espermatozóides e na avaliação das suas funções pós-descongelamento. Reprod. Fertil. Develop. **7**: 871-891.

Watson, P.F. 2000. As causas da redução da fertilidade com sémen criopreservado. Anim. Reprod. Sci. **60**: 481-492.

Watson, P.F. e Martin, C.A. 1976. A influência de algumas fracções da gema de ovo na sobrevivência dos espermatozóides de carneiro a 5° C. Aust. J. Biol. Sci. **28**:145-52.

Wills, E.D. 1969. Formação de peróxido de lípido em microssomas: considerações gerais. Biochem. J. **113**: 315-324.

Witte, T.S. e Schafer-Somi, S. 2007. Envolvimento do colesterol, cálcio e progesterona na indução da capacitação e da reação de acrossoma dos espermatozóides de mamíferos. Anim. Reprod. Sci. **102**: 181-193.

Yanagimachi, R. 1994. Mammalian fertilization. *In*: Knobil, E. e Neill, J. ed. Physiology ofReproduction. Raven press; Nova Iorque. p.189-317.

Zarintash, J.R. e Cross, L.N. 1996. O conteúdo de colesterol não esterificado do esperma humano regula a resposta do acrossoma ao agonista, progesterona. Biol. Reprod. **55**: 19-24.

Zini, A., de Lamirande, E. e Gagnon, C. 1993. Reactive oxygen species in semen of infertile patients: levels of superoxide dismutase- and catalase- like activities in seminal plasma and spermatozoa. Intern. J. Androl. **16**:183-188.

Zini, A., Fischer, M.A., Mak, V., Phang, D. e Jarvi, K. 2002. Actividades semelhantes à catalase e à SOD no plasma seminal humano. Urol. Res. **30**: 321-323.

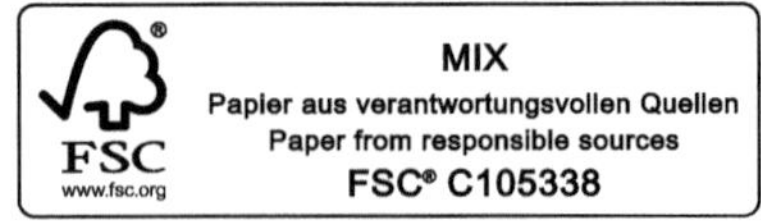

Printed by Books on Demand GmbH, Norderstedt / Germany